LEBENSMITTELUNVERTRÄGLICHKEIT

Allergie Typ 3 erkennen und richtig behandeln

Hans-Jörg Schwyn   Dr. Camille Lieners

LEBENSMITTELUNVERTRÄGLICHKEIT

Allergie Typ 3 erkennen und richtig behandeln

In Zusammenarbeit mit Margrit Sulzberger

AT Verlag

AT Verlag, Baden und München
Lektorat: Kristin Bamberg, München
Fotos: Umschlagbild Bildagentur Baumann, Würenlingen;
Foto Seite 122 Claudia Albisser Hund, Allschwil;
alle übrigen Bildagentur shutterstock.com
Typografie, Satz und Illustrationen: Edith Biedermann, Bern
Lithos: Vogt-Schild Druck, Derendingen
Druck und Bindearbeiten: AZ Druck und Datentechnik, Kempten
Printed in Germany

ISBN 978-3-03800-415-8

www.at-verlag.ch

Inhalt

Behandlung

Ernährung

Allergien sind heute in der westlichen Welt auf dem Vormarsch. Dies ist ein Zeichen dafür, dass unser Immunsystem, bedingt durch die tägliche Aufnahme von unzähligen und immer neuen Schadstoffen über Nahrung und Umwelt, je länger je mehr, an seine Grenzen stößt. Dies hat zur Folge, dass auch vermeintlich gesunde Lebensmittel plötzlich unverträglich werden können. Dieses Buch soll Sie dazu animieren, sich mit der heutigen Situation in Bezug auf die Ernährung objektiv auseinanderzusetzen. Ohne Panik, aber mit Besorgnis.

Das Immunsystem – und das ist die Schaltstelle bei Allergien – ist wie viele andere Systeme des menschlichen Körpers sehr komplex. Da spielen die vielen verschiedenen Zellen, Botenstoffe, Hormone usw. in verschiedensten Kombinationen und Funktionen eine entscheidende Rolle. Um solche Mechanismen einigermaßen klar aufzuzeigen, kommt man um Fachbegriffe nicht herum. Wir haben uns aber bemüht, solche Begriffe an der jeweiligen Stelle wie auch am Schluss des Buches etwas ausführlicher zu erklären. Kurze Zusammenfassungen zu den einzelnen Kapiteln halten die wichtigsten Punkte in übersichtlicher Form fest.

Ich befasse mich seit einigen Jahren in meiner Naturheilpraxis mit dem Thema der Unverträglichkeit von Lebensmitteln, heute als Allergie Typ 3 bezeichnet. In den letzten vier Jahren konnte ich über tausend von diesem Problem betroffene Menschen betreuen und begleiten; daraus ist ein großer Erfahrungsschatz entstanden, den ich bis jetzt nur entweder direkt den Betroffenen oder bei Vorträgen weitergeben konnte. Von verschiedenen Seiten kam der Wunsch, dass ich meine Erfahrungen auch schriftlich niederlege. Im November 2007 kontaktierte ich zwei ausgewiesene Fachleute, Dr. Camille Lieners, der maßgeblich an der Entwicklung entsprechender Testmethoden beteiligt war, und die Ernährungs- und Stoffwechselexpertin Margrit Sulzberger. Beide sagten auf der Stelle zu, ihren Beitrag als Koautor und Mitautorin zu diesem Buch zu leisten. Alain Sutter, ehemaliger Profifußballer und Fernsehkommentator, einer meiner ersten Patienten mit Allergie Typ 3, hat mich durch seine Mithilfe bei der Bekanntmachung der Testmethode zusätzlich motiviert und seine »Geschichte« dazu beigetragen.

Dieses Buch richtet sich sowohl an Fachleute wie auch an Laien. Es ist zudem Ausdruck meiner Überzeugung, dass man gerade im Gesundheitswesen ein Netz von Spezialisten um sich herum aufbauen muss, zu dem auch diejenigen gehören sollten, die entsprechende Behandlungen täglich praktizieren und damit aus einem reichen Erfahrungsschatz schöpfen können. Dies kommt letztlich allen Patienten zugute.

Es wird selten etwas so kontrovers diskutiert wie die Ernährung. Überspitzt könnte man sagen: Wenn drei Ernährungsspezialisten über einen Fall beraten, liegen schließlich fünf Meinungen auf dem Tisch, was übrigens auch für andere Berufsgattungen im Gesundheitswesen gilt. Ich möchte hier betonen, dass die folgenden Ausführungen eine Verschmelzung von wissenschaftlichen Erkenntnissen, direkter Beobachtung und praktischen Erfahrungen darstellt und keinen Anspruch auf Vollständigkeit und Endgültigkeit erheben. Denn was gestern als falsch galt, kann heute bereits relativiert werden.

Dazu einige Beispiele:

Denken Sie nur an die Diskussion über die Fette. Jahrelang wurde und es wird heute noch gepredigt, dass gesättigte Fettsäuren ungesund, ungesättigte aber gesund seien, und dass sich ein geringer Fettkonsum auch günstig auf Herz-Kreislauf-Erkrankungen auswirke. Wie diese Behauptung ist auch die These, Fett macht dick, falsch. Beide Aussagen wurden schon 2001 von Professor Walter Willett von der Harvarduniversität ins Wanken gebracht *(siehe Seite 107)**.*

Kaffee wurde jahrelang als schädlich verteufelt; inzwischen gibt es Veröffentlichungen, die belegen, dass Kaffee doch besser ist als sein Ruf. Es kommt – wie meistens – auf die Menge an. Auch ist Kaffee bei geschwächtem vegetativem Nervensystem nachweisbar schädlich.

Lange hieß es, durch den Verzehr von mehr als einem Ei pro Woche würde sich der Cholesterinspiegel markant und gefährlich erhöhen. Das stimmt nicht.

Schokolade mit mindestens 70 Prozent Kakaogehalt, sowie das berühmte Glas Rotwein sollen entgegen früherer Meinung einen günstigen Einfluss auf das Herz-Kreislauf-System haben. Dafür verantwortlich sind die darin enthaltenen Bioflavonoide (Pflanzenstoffe).

Und Jahre nach den Studien von Linus Pauling (seine erste Studie dazu erschien 1934) ist man sich heute mehrheitlich einig, dass auch Vitamin C in höherer Dosierung eine positive Wirkung auf das Herz-Kreislauf-System hat. Allerdings sollte man die von Pauling vorgeschlagenen sehr hohen Dosierungen (bis 20 Gramm Vitamin C pro Tag) relativieren. In der Zwischenzeit weiß man, dass noch andere zusätzliche Mikronährstoffe dabei eine große Rolle spielen und sich positiv auswirken (siehe Seite 102 ff.).

Dass Entzündungen, wie sie sich bei einer Typ-3-Allergie nach dem Genuss bestimmter Nahrungsmittel zeigen, an der Entstehung und Verschlimmerung des Bluthochdrucks maßgeblich beteiligt sind, ist eine Tatsache, die man heute nicht mehr bezweifelt (siehe Seite 25).

Wenn heutzutage Empfehlungen für die Gesundheit abgegeben werden, müssen sie so konzipiert sein, dass sie innerhalb des Tagesablaufs der Betroffenen und der heutigen Lebensweise gut umsetzbar sind. Zusätzlich braucht es Geduld und die Bereitschaft, liebgewonnene Gewohnheiten zu verändern.

Jeder Mensch ist einzigartig. Daher muss man auch jeden Patienten individuell betreuen, wissend, dass es im überschaubaren Rahmen keine schlechten Therapien gibt, nur solche, die für die entsprechende Person nicht die richtigen sind, oder allenfalls vom Therapeuten schlecht durchgeführt werden.

Die vom schweizerischen Heilmittelinstitut Swiss Medic anerkannte Diagnostik ImuPro (Testung) arbeitet auf einer messbaren, also objektiven Ebene der Wirklichkeit. Dass es selbst da kontroverse Meinungen gibt, ist nichts Außergewöhnliches. Die biochemische Austestung der Lebensmittel mit ihrem wissenschaftlichen Hintergrund bietet die Möglichkeit, die allenfalls daraus abgeleitete Therapie personengerecht, also individuell durchzuführen. Eine solche Testung bringt auch an den Tag, dass zum Beispiel Brokkoli für Herrn X gesund ist, bei Frau Y aber gesundheitliche Störungen hervorruft. Vor allem in Bezug auf mögliche, dem Test sich anschließende Therapien muss allerdings noch Folgendes gesagt werden: Nicht alles, was wirkt, ist messbar.

Wir können mit dem im Grunde genommen immer noch bescheidenen Wissen über unser Immunsystem und die Physiologie recht gut nachvollziehen, warum ein Lebensmittel unverträglich ist und gesundheitliche Störungen auslösen kann. Bei der entsprechenden therapeutischen Behandlung zählen neben diesen Fakten aber auch Erfahrung, naturwissenschaftliche Erkenntnisse und eine gewisse Intuition. Denn in Wirklichkeit ist alles noch viel komplizierter, als es scheint. An oberster Stelle steht dabei immer eine Selbstverständlichkeit: Ich darf einem Lebewesen niemals wissentlich Schaden zufügen.

Hans-Jörg Schwyn

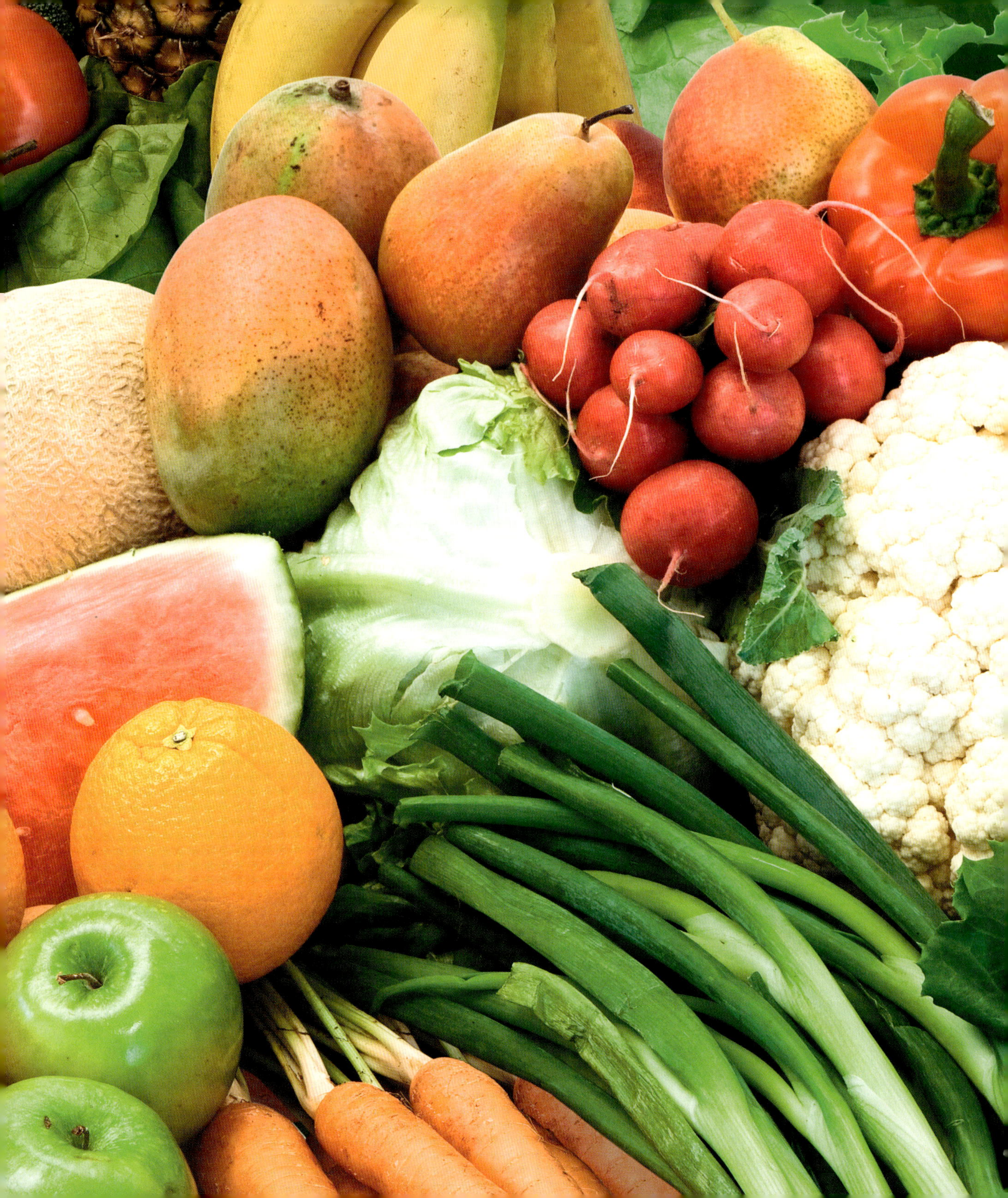

Wenn gesunde Ernährung krank macht

Es gibt Nahrungsmittel, die sich durch bestimmte Inhaltsstoffe, etwa einen hohen Gehalt an Kalzium oder an Vitaminen, positiv auswirken. Bei der Beurteilung des gesundheitlichen Werts eines Nahrungsmittels wird aber der weitaus überwiegende Teil der Nahrungsstoffe normalerweise außer Acht gelassen. Dabei können gerade diese Bestandteile beim Betroffenen erhebliche gesundheitliche Beschwerden auslösen.

Nehmen wir als Beispiel die Milch. Sie ist reich an Kalzium und Vitamin D und stellt im Prinzip ein sehr gesundes Nahrungsmittel dar, wurde sie doch von der Natur zur Aufzucht des Nachwuchses gedacht. Allerdings ist die Kuhmilch in ihrer Zusammensetzung für Kälber vorgesehen, die Schafsmilch für Lämmer und so weiter. Das heißt, die unterschiedlichen Milchsorten sind optimal auf die entsprechende Spezies ausgerichtet und unterscheiden sich zum Teil beträchtlich voneinander. Die menschliche Muttermilch enthält zum Beispiel sehr viel IgA (Immunglobulin A), das Eindringlinge im noch nicht ausgereiften Darm des Säuglings abfängt und unschädlich macht. Kuhmilch enthält sehr wenig davon, dafür aber reichlich Wachstumshormone; das Kälbchen soll ja auch innerhalb eines Jahres die Größe eines Rinds erreichen. Die Muttermilch enthält demgegenüber kaum Wachstumshormone; dem Säugling werden ja auch mehrere Jahre gelassen, um sich normal entwickeln und wachsen zu können.

Wachstumshormone regen die Zellteilung an. Sind die Wachstumshormone im Kindesalter essenziell, wird deren Bedarf im Alter geringer; auch der Organismus selbst vermindert im Alter die Produktion dieser Hormone.

Es gibt ernst zu nehmende Hinweise, dass ein erhöhter Milchkonsum im Alter zu einer erhöhten Neigung zur Ausbildung von Brustkrebs bei der Frau und interessanterweise zu Prostatakrebs, dem analogen Organ beim Mann, führen könnte. Studien ergaben, dass Brustkrebs bei der asiatischen Bevölkerung, die bedingt durch die verbreitete Laktoseintoleranz keine Milch trinkt und wenig Milchprodukte konsumiert, kaum Brustkrebs auftritt. Wandern diese Menschen aber in den westlichen Kulturkreis aus und passen ihre Ernährung ihrer neuen Heimat an, steigt die Brustkrebsrate sprunghaft, und zwar bei den Personen, die vermehrt Milchprodukte konsumierten. Dabei versteht sich von selbst, dass natürlich nicht jede Frau, die Milch trinkt, Brustkrebs bekommt. Für einige Völker bildete die Milch sogar die Grundlage ihres Überlebens. Das zeigt, dass ein sogenannt gesundes Nahrungsmittel nicht zwangsläufig für jeden und jede gesund ist, sondern eher für ein Kollektiv von Menschen, das sich diesem Nahrungsmittel durch genetische Auslese angepasst hat.

Kuhmilch wird von vielen Menschen nicht gut vertragen oder schadet ihnen sogar. Aus Erfahrung und gestützt durch mehrere Untersuchungen weiß man, dass Milch und Milchprodukte, im besonderen Kuhmilchprodukte, für etwa 60 Prozent der Bevölkerung eher schädlich als gesund und (mit-)verantwortlich sind für viele chronisch entzündliche Erkrankungen.

Ein viel diskutiertes Problem ist die Laktoseunverträglichkeit, das heißt die Unfähigkeit des menschlichen Organismus, den Milchzucker zu verdauen (mehr dazu Seite 87). Neben Blähungen, Bauchschmerzen und

Durchfall können dadurch auch Veränderungen der psychischen Befindlichkeit auftreten. Wie Gluten enthält auch Kasein, das Hauptprotein der Milch, mehrere Moleküle Morphin. Normalerweise wird dieses Morphin im Körper nicht freigesetzt und richtet auch keinen Schaden an. Es gibt aber Menschen, die Kasein auf andere Art abbauen, wodurch dieses Morphin in unterschiedlichen Mengen freigesetzt wird, was von leichten Befindlichkeitsstörungen bis hin zu schweren Erkrankungen führen kann. Dieses Phänomen wird auch im Zusammenhang mit Autismus beobachtet.

Eine weithin bekannte Form der Milchunverträglichkeit ist die echte Milchallergie. Diese richtet sich hauptsächlich gegen die wichtigsten Proteine (Eiweiße) der Milch, die zwar ähnlich, aber nicht identisch mit den humanen Milchproteinen sind. Dadurch werden sie vom Immunsystem als fremd erkannt und bekämpft. Eine solche Milchallergie kann leichte bis sehr schwere gesundheitliche Auswirkungen haben.

Es sei nochmals festgehalten: Man kann nicht pauschal sagen, dass ein Nahrungsmittel gesund ist. Es kommt immer auf denjenigen an, der es verzehrt. Man kann lediglich festhalten, dass ein Lebensmittel wertvoll ist, weil es bestimmte gewünschte Bestandteile enthält und für die Menschen, die es vertragen, dann auch gesund ist.

Beispiel:

Eine junge Frau klagt über gelegentliche depressive Stimmungen, chronische Müdigkeit, insbesondere am frühen Abend, Pollenallergie gegen bestimmte Gräser im Spätfrühling und seit einigen Jahren beginnendes Asthma, dies aber auch außerhalb der Pollen- und Allergiesaison. Außerdem klagt sie häufig über schwere Beine und subjektiv gefühlte Herzrhythmusstörungen. Mit einem Body-Mass-Index von 20,3 liegt sie im optimalen Gewichtsbereich. Die Ernährung der Frau würde man als gesund bis sehr gesund bezeichnen: morgens Müsli, ungesüßt, mit Joghurt und frischen Früchten, wie Banane, Apfel, Rosinen, Orangen, sowie eine Tasse grünen Tee. Ihre Kost ist darüber hinaus abwechslungsreich, kaum frittierte Speisen, jeden Tag aus frischen Zutaten zubereitetes Essen mit reichlich Gemüse.

Die Therapie bestand in der Einnahme von Antihistaminika während der Allergiesaison, gelegentlich Effortil. Die Asthmabeschwerden blieben vorläufig unbehandelt. Die Müdigkeit nahm natürlich durch die Einnahme der Antihistaminika zu.

Nachdem keine klassische Nahrungsmittelallergie durch IgE (Immunglobulin E) nachgewiesen werden konnte, entschloss sich die Patientin, einen Nahrungsmittelunverträglichkeitstest durchführen zu lassen. Da-

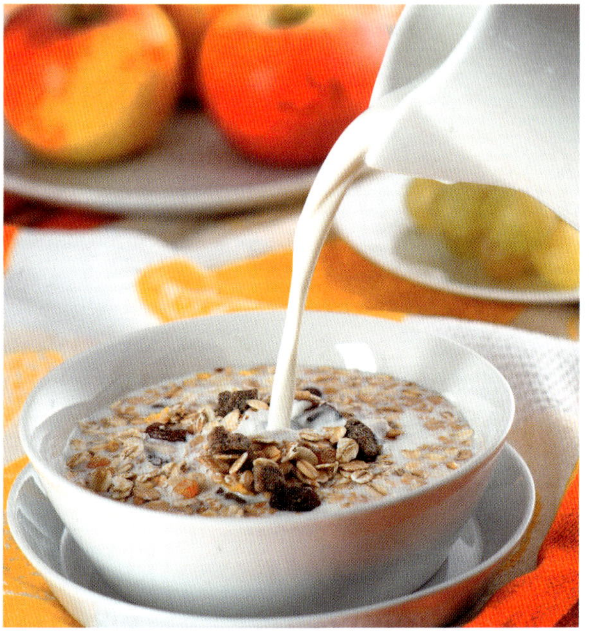

Auch das »gesunde« Müsli kann krank machen, wenn man Teile davon nicht verträgt.

bei wurde eine andere Antikörperklasse getestet, nämlich IgG (Immunglobulin G). Neben einigen Nahrungsmitteln, die sie seltener verzehrte, zeigten sich starke Reaktionen auf Milch und Milchprodukte, Banane und Hafer, genau die Hauptbestandteile ihres morgendlichen Müslis. Sollte also dieses »gesunde«, jeden Tag frisch zubereitete Müsli etwas mit ihren Problemen zu tun haben oder sie sogar auslösen? Genau so war es. Nach drei Tagen ohne Müsli begann sich ihr Zustand zu bessern, sie verlor schlagartig zwei Kilogramm Gewicht, das im Körper zurückgehaltene Wasser, was sich sofort in den sich leichter anfühlenden Beinen bemerkbar machte. Nach einer Woche war keine Spur mehr von abendlicher Abgeschlagenheit und Müdigkeit zu spüren, und vor allem die Gemütsschwankungen verschwanden und traten sogar während der Monatsblutungen nicht mehr auf. Diese Nahrungsumstellung hatte die Patientin im Sommer gemacht. Die asthmatischen Anfälle reduzierten sich im Laufe der ersten zwei Monate und verschwanden dann gänzlich. Die Pollenallergie verbesserte sich kontinuierlich und trat nach zwei Jahren nicht mehr auf.

Es fiel der Patientin anfangs schwer zu glauben, dass das alles durch das Müsli verursacht sein konnte. Also machten wir die Probe aufs Exempel: Durch sogenannte Provokationstests, also die gezielte Gabe der im Verdacht stehenden Nahrungsmittel, wurden prompt die spezifischen Symptome wieder hervorgerufen: Müdigkeit, Wasserretention und Gemütsschwankungen. Auch hier hatte sich also herausgestellt, dass ein vermeintlich gesundes Nahrungsmittel für diese Patientin nicht gesund, sondern Auslöser ihrer Beschwerden war.

Es gibt Nahrungsmittel, die durch bestimmte Inhaltsstoffe (zum Beispiel Kalzium oder Vitamine) positive Auswirkungen haben. Diese Inhaltsstoffe stellen in der Regel aber nur den kleinsten Teil des Nahrungsmittels dar; der überwiegende Teil der Inhaltsstoffe wird jedoch außer Acht gelassen, und gerade diese Bestandteile können beim Betroffenen erhebliche Beschwerden auslösen.

Ein sogenannt gesundes Nahrungsmittel muss nicht zwangsläufig für jeden Menschen gesund sein, sondern allenfalls für ein Kollektiv von Menschen, das sich diesem Nahrungsmittel – genetisch bedingt – angepasst hat.

Lebensmittelunverträglichkeiten, Allergien und deren Folgen

Gesunde Ernährung ist ein wichtiges Ziel

Gesunde Ernährung ist wichtig. Daran besteht kein Zweifel. Neuere Studienergebnisse über das Essverhalten, die im Januar 2008 in Deutschland vom Bundesministerium für Gesundheit und Verbraucherschutz veröffentlicht wurden, sind alarmierend. Das Wissen über Lebensmittel, deren Herkunft, Zusammensetzung und Zubereitung hat, insbesondere bei Jugendlichen, enorm nachgelassen. Aber auch die Bereitschaft, etwas mehr Geld für gute Nahrungsmittel auszugeben, ist gesunken. Essen wird als Notwendigkeit empfunden und muss billig sein. Die Prioritäten sind eher auf Konsumgüter verlagert. Nahrungsmittel werden genauso wie andere Produkte als Industriegüter angesehen. Der Grundsatz, dass ein Produkt nur so gut ist wie seine Ausgangsstoffe, gilt aber ganz besonders auch für Lebensmittel. Wenn aus Kostengründen nur minderwertige Stoffe zur Herstellung der Nahrungsmittel verwendet werden, kann man auch nicht erwarten, dass daraus hochwertige Lebensmittel entstehen. Ein gutes Lebensmittel hat seinen Preis. Ein Huhn zum Preis von 4,99 Euro pro Kilogramm kann nicht artgerecht gehalten und mit hochwertigem Futter gemästet worden sein. Das alles eröffnet schlechte Zukunftsperspektiven, wenn elementares Wissen fehlt und keine Bereitschaft, für gute Qualität auch etwas mehr auszugeben, besteht.

Gesunde Ernährung beginnt mit einem »gesunden Nahrungsmittel«.

Ein gesundes Nahrungsmittel soll frei von Schadstoffen sein und den produkteigenen Kriterien, in Bezug auf den Gehalt an Vitaminen, Mineralstoffen, Fettgehalt, Zuckergehalt, Proteingehalt (Eiweiß) usw. entsprechen.

Neben einer unterschiedlichen genetischen Veranlagung hat das Immunsystem einen entscheidenden Einfluss auf die Verträglichkeit eines Nahrungsmittels. Das Immunsystem entscheidet, ob der Körper eine gegebene Substanz annimmt oder sie bekämpft. Proteine können Reaktionen des Immunsystems auslösen, müssen dies aber nicht. Das gleiche Lebensmittel wird also von einem Menschen gut vertragen, ist sogar gesund für ihn, beim anderen wird es vom Immunsystem bekämpft und kann zu leichten Reaktionen bis hin zu lebensbedrohenden Situationen führen. Bekannt sind die Fälle akuter Schockzustände zum Beispiel nach dem Verzehr von Erdnüssen. Diese können besonders heftig verlaufende allergische Reaktionen beim Betroffenen auslösen. Hier wehrt sich der Körper mit einer Immunreaktion. In diesem Fall spricht man von einer Typ-1-Reaktion oder Sofortreaktion, da die Symptome nur wenige Minuten nach dem Verzehr auftreten. Diese Fälle sind, Gott sei Dank, eher selten. Wesentlich häufiger sind dagegen immunologische Reaktionen vom verzögerten Typ. Hier bekämpfen Antikörper Nahrungsmittelbestandteile auf eine »leise Art«, ohne akute Beschwerden auszulösen. Diese sind zwar nicht lebensbedrohend wie die Typ-1-Reaktionen, sind aber nicht minder tückisch, weil sie zu chronischen Erkrankungen führen können, da der Zusammenhang zwischen Erkrankung und Nahrungsmittel nicht oder nur schwer zu erkennen ist. Diese Art der Nahrungsmittelallergie bezeichnet man als Typ-3-Allergie.

Definition einer Lebensmittelallergie Typ 1

Gewisse Substanzen, nämlich die Proteine (Eiweiße) können Reaktionen des Immunsystems auslösen. Wenn allergische (überempfindliche) Symptome wenige Minuten nach dem Verzehr eines Lebensmittels auftreten, spricht man von einer Allergie Typ 1. Solche Allergien können auch lebensbedrohend sein, sind aber eher selten. Wesentlich häufiger sind dagegen Reaktionen vom verzögerten Typ. Diese sind zwar nicht lebensbedrohend, sind aber nicht minder tückisch, weil sie zu chronischen, sich langsam entwickelnden, schleichenden Erkrankungen führen können. Diese Art der Nahrungsmittelallergie bezeichnet man als Typ-3-Allergie.

Die Typ-1-Allergie

Im Volksmund versteht man unter Allergie im Allgemeinen immer die Typ-1-Allergie. Sie löst eine zeitnahe Reaktion aus. Kurz nach der Nahrungsaufnahme, in der Regel nach einigen Minuten, kommt es bereits zu ausgeprägten Symptomen meistens an der Mund- sowie der Rachenschleimhaut und ist mit Hautjucken verbunden. Bei schweren Formen kommt es zum Anschwellen dieser Schleimhäute, was zu Schluckbeschwerden und Atemnot führen kann. Hier ist sofortige ärztliche Hilfe notwendig! Es gibt beschriebene Fälle, wo eine solche Lebensmittelallergie zu einem anaphylaktischen Schock (Zusammenbruch des Kreislaufs) und zum Tod geführt hat. Die weniger dramatisch verlaufenden Formen sind normalerweise mit Hautjucken, Hautausschlag, Problemen der HNO-Wege (Hals-Nasen-Ohren), Rötung der Augen und Blutdruckabfall verbunden. Verantwortlich hierfür ist ein auch in der Mundschleimhaut präsenter Antikörper namens IgE, der auf das Nahrungsmittelallergen reagiert. Dieser Komplex bindet noch in der Haut oder Schleimhaut an die sogenannten Langerhans-Zellen und Mastozyten (sogenannte Fresszellen), die dann in großen Mengen Histamin freisetzen. Die Menge des ausgeschütteten Histamins ist letztlich für die Symptomatik, nämlich Schwellungen und Reizungen der oben genannten Art, verantwortlich.

Bei der Typ-1-Allergie können bereits kleinste Mengen an Allergenen (Allergie auslösende Eiweiße) zu schwersten Symptomen führen. Normalerweise kennen die Patienten die Nahrungsmittel, die bei ihnen eine solche Reaktion auslösen, weil sie sofort nach Nahrungsaufnahme auftreten und in der Regel sehr unangenehme Folgen haben. Die meisten Patienten haben deshalb schon eine natürliche Abneigung gegen diese Nahrungsmittel. Entsprechende IgE-Allergietests sind daher oft nicht notwendig. Eine genaue Anamnese

(Abklärung) führt schnell zur Identifizierung der entsprechenden Nahrungsmittel. Zum Glück sind dabei meist nur wenige Nahrungsmittel pro Patient beteiligt.

Ein zunehmend wichtiges Problem stellt aber die **Kreuzreaktion** einiger Nahrungsmittel zu Pollen dar. Im Allgemeinen ist eine Zunahme der allergischen Erkrankungen in der industrialisierten Welt zu beobachten. Die Spekulationen über die Ursachen gehen von übertriebener Hygiene über Umweltbelastungen, wie zum Beispiel durch Feinstaub oder Schwermetalle, eine gestörte Darmflora bis hin zu durch Umwelteinflüsse veränderte Allergenstrukturen.

Tatsache ist, dass einige Nahrungsmittel gemeinsame Epitope, das sind die allergenen Strukturen, die von den Antikörpern erkannt werden, mit einigen Pollenarten, aber auch mit der Hausstaubmilbe gemein haben. Die wichtigsten Vertreter sind Beifußpollen, Birkenpollen, Latex und Hausstaubmilbe.

Nicht jeder aber, der eine Allergie gegen Birkenpollen hat, muss unbedingt allergisch auf bestimmte Nahrungsmittel reagieren. Die Wahrscheinlichkeit, die von mehreren Faktoren abhängt, ist jedoch ansteigend.

Besteht eine Homologie von über 70 Prozent, das heißt eine Übereinstimmung zwischen verschiedenen Allergenen von über 70 Prozent, geht man von klinisch manifesten Kreuzreaktionen aus.

Es kommt immer darauf an, auf welches Molekül man sensibilisiert ist. Eine klinisch relevante Kreuzreaktion tritt also nur dann ein, wenn man auf ein Molekül sensibilisiert ist, das sowohl im Nahrungsmittel wie in den Pollen vorkommt.

Weitere Faktoren, die dazu beitragen, ob eine Kreuzreaktion klinisch manifest wird, sind:

- die Konzentration des Allergens
- Die Expression des Allergens ist abhängig vom Reifezustand. Beispielsweise sind in einer Frucht nicht alle Proteine oder Allergene zu jedem Zeitpunkt gleich stark vorhanden. Das kann abhängig vom Reifezustand, analog dem Zuckergehalt, sein.
- Temperaturlabilität des Allergens, etwa Zerstörung durch Erhitzen
- geografische Faktoren, Sortenvielfalt
- Kofaktoren wie beispielsweise körperliche Anstrengung, Medikamenteneinnahme

Beispiel:

Tropomyosin ist das Hauptallergen der Hausstaubmilbe. Viele Menschen leiden unter einer Typ-1-Allergie gegen Hausstaubmilben. Dieses Tropomyosin findet sich aber nicht nur in der Hausstaubmilbe, sondern in allen Invertebraten, also den wirbellosen Tieren. Dazu gehören Muscheln, Austern, Krabben, Scampi, Kalamare, Garnelen, Hummer. Alle diese Tiere besitzen Tropomyosin in unterschiedlichen Konzentrationen. Bei einer Sensibilisierung gegen Hausstaubmilben muss man also davon ausgehen, dass man zum Beispiel auch auf Austern allergisch reagieren kann.

Die Häufigkeit der Typ-1-Allergie für Nahrungsmittel liegt bei Erwachsenen unter 2 Prozent, bei Kindern liegt sie etwa bei 8 Prozent. Ein Teil der kindlich erworbenen Allergien kann im Erwachsenenalter verschwinden. Die anderen werden ein Leben lang vorherrschen.

Kreuzreaktionen: Menschen mit einer Allergie auf entsprechende Pollen, Hausstaubmilben und Latex können auch auf die darunter aufgeführten Nahrungsmittel reagieren.

Beifuß-allergie	Birken-allergie	Hausstaubmilben-allergie	Latex-allergie	Gräser-allergie
Anis	Apfel	Austern	Avocado	Bohnen
Apfel	Aprikose	Garnelen	Banane	Erbsen
Artischocke	Birne	Hummer	Esskastanie	Kürbis
Fenchel	Feige	Jakobsmuscheln	Feige	Linsen
Gurke	Haselnuss	Kalamar	Kartoffel	Tomate
Ingwer	Karotte	Krebs	Kiwi	
Kamille	Kirsche	Miesmuscheln	Latex	
Kardamom	Kiwi	Octopus	Mango	
Karotte	Litschi	Scampi	Melone	
Kartoffel	Mandeln	Schnecken	Papaya	
Kiwi	Nektarine		Pfirsich	
Knoblauch	Pflaume		Spinat	
Koriander	Soja		Tomate	
Kümmel	Walnuss			
Litschi				
Mango				
Muskatnuss				
Oregano				
Paprika				
Petersilie				
Pfeffer, weiß und schwarz				
Sellerie				
Sonnenblumenkerne				
Tomate				
Trauben				
Zimt				

Im Volksmund versteht man unter Allergie (Überempfindlichkeit) im Allgemeinen die Typ-1-Allergie. Sie zeichnet sich durch eine zeitlich schnelle Reaktion aus. Ausgeprägte Symptome, meistens mit Mundschleimhaut, Rachenschleimhaut und Hautjucken verbunden, erscheinen in der Regel nach einigen Minuten. Bei schweren Formen kommt es zum Anschwellen dieser Schleimhäute, was zu Schluckbeschwerden und Atemnot führen kann. Hier ist sofortige ärztliche Hilfe notwendig.

Ein zunehmendes Problem stellt die Kreuzreaktion einiger Nahrungsmittel zu Pollen dar. Diese Nahrungsmittel haben gemeinsame Strukturen mit einigen Pollenarten, aber auch mit der Hausstaubmilbe. Die Wahrscheinlichkeit steigt an, dass eine Allergie zum Beispiel gegen Birkenpollen auch eine Allergie gegen entsprechende Nahrungsmittel mit sich bringt (siehe Tabelle der Kreuzreaktionen Seite 17).

Definition einer Lebensmittelallergie Typ 3 (Lebensmitttelunverträglichkeit)

Unter Typ-3-Allergie versteht man die verzögerte immunologische Reaktion auf ein Nahrungsmittel, vermittelt durch spezifische IgG-Antikörper. Diese IgG-Antikörper markieren das Nahrungsmittel, das anschließend von den Fresszellen zerstört wird. Diese Reaktion tritt verzögert auf und ist anfangs auch symptomfrei. Erst nach einiger Zeit, und besonders wenn das Nahrungsmittel häufig konsumiert wird, können sich verschiedenste Symptome zeigen. Diese sind immer entzündlicher Natur.

Die Typ-3-Allergie

Typ-3-Allergien unterscheiden sich grundsätzlich von der Typ-1-Allergie. Sie sind nicht lebensbedrohlich. Typ-3-Allergien haben keinen akuten Verlauf (plötzlich einsetzend, heftig und meist von kurzer Dauer). Im Gegenteil, sie beginnen schleichend und enden meist in einem chronischen Leiden. Symptome der Typ-3-Allergie treten nicht sofort nach dem Verzehr des Nahrungsmittels auf. Sie stellen sich verzögert ein. Das kann zwischen ein bis zwei Stunden bis hin zu drei Tagen dauern. Das macht es auch so schwierig, den Auslöser herauszufinden. Wer weiß denn genau, was er vorgestern Abend gegessen hat und was ihn heute krank macht. Den wenigsten Menschen gelingt es über den Weg der Beobachtung, diejenigen Nahrungsmittel zu identifizieren, gegen die sie eine Typ-3-Allergie entwickelt haben. Im Gegensatz zur Typ-1-Allergie hilft hier nur ein hochwertiger Bluttest mit Bestimmung der spezifischen IgG gegen Nahrungsmittel.

Besteht bei der Typ-1-Allergie eine natürliche Abneigung gegen das betreffende Nahrungsmittel, kann man bei der Typ-3-Allergie genau das Gegenteil beobachten, nämlich eine besondere Lust auf das Nahrungsmittel, ja bis hin zu suchtartigem Verhalten. Sehr oft sind es gerade die Lieblingsnahrungsmittel, die betroffen sind. Das ist auch logisch, denn nur was wir regelmäßig essen, kann bei der Präsenz von Antikörpern zu Problemen führen. Doch zur Klarstellung: Nicht gegen alles, was wir regelmäßig essen, werden auch Antikörper gebildet.

Die Symptome bei einer Typ-3-Allergie beschränken sich nicht auf die Haut oder die Schleimhäute, nein, sie können sich überall bemerkbar machen und prinzipiell jedes Organ betreffen. Wirken sie sich auf die Haut aus, sind sie von einer Typ-1-Allergie schwer zu unterscheiden. Deshalb werden viele Patienten fälschlich mit Histaminblockern oder Kortison auf eine Typ-1-Allergie behandelt, natürlich ohne Erfolg. Entscheidend ist der Zeitpunkt des Auftretens der Symptome. Diese werden aber leider oft falsch interpretiert.

Typ-1-Allergien treten beim Erwachsenen nur sehr selten auf, hingegen geht man davon aus, dass die Typ-3-Allergie weit verbreitet ist: Über 50 Prozent der Menschen leiden an Symptomen einer Typ-3-Allergie.

Es scheint aber auch so zu sein, dass im Gegensatz zur Typ-1-Allergie eine Typ-3-Allergie in vielen Fällen reversibel sein kann. Durch Meiden eines Nahrungsmittels über einen längeren Zeitraum hinweg, manchmal bis zu etwa zwei Jahren, bauen sich die IgG-Antikörper ab, und auch die Memoryzellen, die immunologischen Gedächtniszellen, sterben ab. Eine konsequente Meidung grüner Bohnen beispielsweise ist einfach, doch ist der Verzicht auf Hefe, Ei, Milchproteine oder Gluten schon viel schwieriger oder gar unmöglich. Ein großer Teil der Typ-3-Allergien kann also bei entsprechender Lebensführung gänzlich verschwinden, einige bleiben leider aber auch das ganze Leben bestehen. Wenn man sie so lange gemieden hat, bis keine Antikörper mehr vorhanden sind, kann man sie gelegentlich (ein- bis zweimal im Monat) essen, ohne dass die Symptome nennenswert wiederkehren.

Die Typ-3-Allergien sind nicht lebensbedrohend. Ihre Symptome treten nicht sofort nach dem Verzehr des Nahrungsmittels auf, sondern mit einer Verzögerung bis hin zu drei Tagen. Sie sind immer entzündlicher Natur.

Eine Typ-3-Allergie kann nicht mit einem IgE-Test oder einem Prick-Test (Hauttest) festgestellt werden. Hier hilft nur ein hochwertiger Bluttest mit Bestimmung der spezifischen IgG-Antikörper (Antikörper reagieren auf Antigene) gegen Nahrungsmittel.

Was ist der Unterschied zwischen einer Allergie Typ 1 und einer Allergie Typ 3 (Unverträglichkeit)?

Die immunologischen Reaktionen werden nach Coombs in vier Kategorien eingeteilt, die alle als Allergie bezeichnet werden. Dabei geht man bei der Differenzierung davon aus, welche Antikörper gebildet werden, ob das Antigen oder Allergen löslich oder unlöslich ist oder ob es sich um eine zelluläre Abwehrreaktion handelt.

Grob kann man sagen, dass bei den Typen 2 und 3 die IgG-Antikörper die Hauptrolle spielen, während bei der Typ-1-Allergie eine andere Klasse von Antikörpern wichtig ist, nämlich die IgE-Antikörper. Die Typ-4-Allergie wird durch aktivierte Lymphozyten verursacht. Diese sind besonders gegen kleine Moleküle, wie Metallverbindungen oder sogenannte Haptene, gerichtet. Für Lebensmittel spielt diese Form wahrscheinlich eine geringere Rolle. Erste Ansätze zum Nachweis einer solchen Lebensmittelallergie sind in den letzten Monaten mit dem Verfahren MELISA gelungen.

Für Lebensmittel am ehesten relevant und am besten erforscht sind die Allergie-Typen 1 und 3.

Definition der verschiedenen Arten von Allergien

	Typ-1-Allergie	Typ-2-Allergie	Typ-3-Allergie	Typ-4-Allergie
Verantwortlicher Antikörper	IgE/IgG4	IgG	IgG	T-Lymphozyten
Auftreten der Symptome	sofort nach dem Essen	nicht bei Nahrungsmitteln	zeitlich verzögert	zeitlich verzögert
Testverfahren	Hauttest	Bluttest	Bluttest	MELISA
Betrifft viele/wenig Lebensmittel	nur wenige Lebensmittel	hauptsächlich Medikamente	können viele Lebensmittel sein, besonders häufig gegessene Lebensmittel	können viele Lebensmittel sein, besonders häufig gegessene Lebensmittel
Mengenproblem	kleine Mengen können bereits zu allergischen Reaktionen führen	kleine Mengen können Reaktionen auslösen	kleine Mengen werden oft toleriert	kleine Mengen können bereits zu allergischen Reaktionen führen
Betrifft welche Organe	vor allem Schleimhäute wie Mundschleimhaut, Rachenschleimhaut, Hautjucken	rote Blutkörperchen	jedes Organ	jedes Organ
Testung	Allergene sind meistens bekannt	Testung sinnvoll	Testung notwendig	Testung notwendig
Krankheitsverlauf	Allergien bleiben oft bestehen		Genesung ist möglich	Genesung ist möglich

Fazit: Was bedeutet eine Lebensmittelallergie Typ 3?

Die Typ-3-Allergie ist bei Schulmedizinern, selbst bei Allergologen, weithin unbekannt oder wird auch als solche nicht anerkannt. Sie wird als normale Reaktion des Organismus abgetan, weil keine akuten Symptome, wie bei der Typ-1-Allergie, auftreten. Aber die Frage ist doch: Warum bildet der Körper denn überhaupt Antikörper gegen Nahrungsmittel?

Antikörper dienen dem Organismus bei der Abwehr von Eindringlingen wie Bakterien, Viren und Pilze, die sich im Organismus vermehren und ihn schädigen oder zerstören. Die Medizin bedient sich dieser IgG-Antikörper bei den Impfungen. Man injiziert tote oder inaktive Krankheitserreger, das Immunsystem erkennt sie und bildet Antikörper. Die IgG-Antikörper haben die Eigenschaft, dass sie lange im Blutkreislauf verbleiben. Somit stellen sie einen Schutzwall gegen eindringende Krankheitserreger dar. Man spricht dann von Immunität. Was machen die IgG-Antikörper aber genau?

IgG-Antikörper schwimmen im Blutkreislauf mit und warten darauf, auf ein Antigen zu stoßen. Dabei sind sie quasi in einem Schlummerzustand, sind nicht aggressiv, ja sie werden von den weißen Blutkörperchen und Fresszellen gar nicht wahrgenommen. Kommt es zu einer Infektion mit dem Krankheitserreger, gegen den der Antikörper gebildet wurde, erkennen die IgG-Antikörper den Eindringling und haften sich an ihm fest. Dabei verändern sie ihre Form und werden somit sichtbar für die anderen Komponenten des Immunsystems. Das ist das Startzeichen für die Zerstörung dieses Antigen-Antikörper-Komplexes. Durch Aktivierung verschiedener Botenstoffe werden die weißen Blutkörperchen und andere Fresszellen angelockt und zerstören den Komplex.

Nahrungsmittel können sich im Organismus nicht vermehren wie etwa Viren oder Bakterien. Außer einigen Giftstoffen stellen die Nahrungsmittel an sich keine Gefahr für den Organismus dar. Es gibt also eigentlich keinen Grund, Antikörper, ob IgE oder IgG, gegen ein Nahrungsmittel zu bilden.

Bildet der Körper trotzdem IgG-Antikörper gegen das betreffende Nahrungsmittel, geschieht genau dasselbe wie mit einem infektiösen Eindringling. Das Nahrungsmittel wird erkannt, es bildet sich der Antigen-Antikörper-Komplex, der jetzt auch vom übrigen Immunsystem erkannt und zerstört wird. Einen solchen Vorgang bezeichnet man als entzündliche Reaktion.

Bei diesem Vorgang wird jedoch eine Menge an Stoffen freigesetzt, die schädlich für das umliegende Gewebe sind.

Geschieht dies regelmäßig, ist das Immunsystem überlastet und kann die Komplexe nicht vollständig bekämpfen. Also setzen sich diese in sensibilisiertem Gewebe fest, um dann vor Ort zerstört zu werden. Es scheint aber so zu sein, dass, wenn ein Gewebe einmal aktiviert ist, sich die Komplexe immer wieder hier festsetzen. Dies führt dann zu einem Überschießen der Abwehrreaktion. Die aggressiven Stoffe, die dabei frei werden, wie Proteasen und freie Radikale (Stoffe, die die Zellmembranen angreifen können), können auch das umliegende Gewebe angreifen und zu Läsionen, kleinen Rissen im Gewebe, oder zu Funktionsstörungen führen. Das erklärt auch, warum ein gegebenes Nahrungsmittel nicht immer dieselben Symptome verursacht, sondern, abhängig von Vorerkrankungen und Sensibilisierungen des jeweiligen Patienten, an unterschiedlichen Organen anhaftet und so unterschiedliche Symptome hervorrufen kann. Beim Verzehr von Nahrungsmitteln, gegen die IgG vorliegen, werden sich die Komplexe bevorzugt in den Gelenken sammeln und so die Entzündung hier verstärken oder in Gang halten. Sie können sich auch an der Schilddrüse anhaften und hier zu Schilddrüsenentzündungen beitragen oder zu einer Schilddrüsenunterfunktion führen. Ebenso kann Bluthochdruck, der heute als entzündliche Erkrankung anerkannt ist, durch »gesunde« Nahrungsmittel verursacht sein. Kleinkinder leiden besonders oft an Hauterkrankungen wie Neurodermitis. Eine Nahrungsumstellung kann hier wahre Wunder wirken. Stillende Mütter sollten ihre Ernährung umstellen, wenn ihr Kind an Neurodermitis leidet.

Ein von einer Typ-3-Allergie Betroffener kann jahrzehntelang darunter leiden, ohne die Ursache seiner Beschwerden zu kennen. Ihn plagen zunehmend chronische Leiden, gegen die es eigentlich keine Behandlung gibt, abgesehen von einer symptomatischen Behandlung der Beschwerden. Oft werden sie auch mit altersbedingten Beschwerden abgetan. In vielen Fällen – und das ist besonders tragisch – werden sie als psychosomatisch oder funktionell eingestuft. Das heißt übersetzt nichts anderes als: »Ich habe keine Ahnung woher es kommt und kann dir nicht helfen.«

Aber jede chronische Erkrankung hat eine Ursache und etwas, was sie »am Laufen« hält.

Die Typ-3-Allergie ist weithin unbekannt und wird auch von Schulmedizinern nicht unbedingt erkannt. Sie wird oft als normale Reaktion des Organismus bezeichnet, da keine akuten Symptome wie bei der Typ-1-Allergie auftreten.

IgG ist nicht gleich IgG

Allergologen versuchen, einer Typ-1-Allergie mit einer Desensibilisierung entgegenzuwirken. Dabei setzen sie den Organismus hohen Antigenkonzentrationen aus. Pollenallergene werden unter die Haut gespritzt. Hierauf reagiert das Immunsystem mit der Bildung von IgG-Antikörpern, in diesem Fall mit dem besonderen Typ IgG 4. Dieses IgG4 hat eine 10 000-fach höhere Konzentration wie das IgE und konkurriert jetzt mit diesem um das Pollenantigen. Die Wahrscheinlichkeit ist also viel höher, dass sich das Allergen mit IgG4 verbindet als mit dem IgE. Da IgG4 aber nur sehr geringe Histaminausschüttung verursacht, gehen die Symptome drastisch zurück.

IgG4 kann auch gegen Nahrungsmittel gebildet werden. Allergologen sprechen dann von einer physiologischen Reaktion des Organismus. Damit meinen sie eigentlich, dass der Körper nicht mit einer überschießenden bedrohlichen Reaktion auf Nahrungsmittel reagiert, sondern sie zwar als fremd erkennt, aber mit den harmlosen IgG4-Antikörpern bekämpft. Ähnlich wie bei den Pollen entstehen kaum Symptome. Die Bildung von IgG4 gehört zur Typ-1-Allergie und darf nicht mit der Typ-3-Allergie verwechselt werden. IgG4-Bestimmungen sind ungeeignet, eine Typ-3-Allergie festzustellen.

Bei der Typ-3-Allergie entstehen Antikörper der Klasse 1 und 3. Diese sind proentzündlich und können zu Symptomen führen.

Symptome einer Typ-3-Allergie

Viele Krankheiten zeigen Symptome, die oft auch bei einer Typ-3-Allergie auftreten. Hier einige Beispiele:

Beschwerden	Symptome
Magen-, Verdauungs- und Darmbeschwerden: Morbus Crohn, Zöliakie, Reizdarm, Verdauungsstörungen	Blähungen, Völlegefühl, Übelkeit, Verstopfung
Kopfschmerzen, Migräne	Kopfschmerzen, Migräne, Schwindel
Hautprobleme: Neurodermitis, Akne, Psoriasis, Ekzeme	Hautjucken, Hautrötungen, Hautentzündungen, Pusteln
Chronische Entzündungen	Gelenkschmerzen, z.B. bei Arthrose, Arthritis Muskelschmerzen
Herz-Kreislauf-Erkrankungen	hoher Blutdruck
Stoffwechselstörungen: z. B. Zuckerstoffwechselstörungen, Adipositas (Übergewicht), Metabolisches Syndrom	chronische Müdigkeit (bei Hyperinsulinismus) chronische Gewichtszunahme
Psychische Leiden	Depressionen, Angstgefühle, Übererregbarkeit
Autoimmunerkrankungen: Rheumatoide Arthritis, Diabetes mellitus, Colitis ulcerosa, Multiple Sklerose	Je nach Krankheit unterschiedliche Symptome
Chronischer Eisenmangel	Müdigkeit, Konzentrationsstörungen, Kältegefühl, Aphten, trockene Haut, Kopfschmerzen
Diverse Krankheiten und Beschwerden	Erschöpfung, Hyperaktivität, Aggressivität, Konzentrationsstörungen

Nachfolgend werden die wichtigsten Krankheitsbilder in Hinblick auf den Zusammenhang mit einer Allergie Typ 3 näher erläutert.

Magen-, Verdauungs- und Darmbeschwerden

Magen-Darm-Beschwerden aller Art, Morbus Crohn, Zöliakie, Reizdarm, Malabsorptionssyndrom (Verdauungsstörungen)

Störungen im Magen-Darm-Trakt können vielfältig sein und sich in vielen verschiedenen Symptomen zeigen. Die Ursache kann einerseits eine bakterielle Infektion sein, andererseits kann es sich um einen Reizmagen, eine Refluxkrankheit (Aufsteigen der Magensäure in die Speiseröhre), eine Magenschleimhautentzündung (brennende Schmerzen und Druckgefühl im gesamten Oberbauch), eine Laktose- oder Fruktoseinoleranz oder auch um eine ernst zu nehmende Krankheit handeln. Auch durch schlechtes oder nicht angepasstes Essen kann es zu Magenverstimmungen kommen. Ebenso können Gallenblasenentzündungen (dumpfer Schmerz im rechten Oberbauch) und Bauchspeicheldrüsenentzündungen zu Schmerzen im Bauchbereich führen. Morbus Crohn, Zöliakie und Reizdarm sind ebenfalls Störungen des Darmtrakts.

Lebensmittelunverträglichkeiten zeigen sich vielfach durch Probleme im Verdauungsbereich. Das Weglassen oder Ersetzen von unverträglichen Lebensmitteln – wenn diese erkannt sind – kann dann die Lösung sein.

Kopfschmerzen, Migräne

Migräne, chronische Kopfschmerzen

Neben genetischen Faktoren spielen Umwelteinflüsse eine entscheidende Rolle bei der Entstehung von Migräne. Mehrere Faktoren gelten als Migräneauslöser, einer der bekanntesten sind Lebensmittel. Die exakte Pathophysiologie ist noch unklar, wobei es sicher auch unterschiedliche Formen gibt. Allgemein gelten Schokolade Rotwein und Käse als bekannte Auslöser. Hier dürfte das Histamin beziehungsweise der fehlende Abbau des Histamins für die Kopfschmerzen verantwortlich sein. Unbestritten ist allerdings auch, dass Entzündungsreaktionen eine wichtige Rolle spielen.

Bereits 1930 spekulierte man darüber, dass versteckte Allergien mit Migräne in Zusammenhang stehen könnten. Zwischen 1930 und 1984 konnten in mehreren Studien auf der Grundlage einer Auslassdiät signifikante Besserungen gezeigt werden. Allerdings sind reine Auslassdiäten eine starke Belastung für den Patienten, da seine Ernährung sich dann auf nur sehr wenige Nahrungsmittel beschränkt. 1985 konnten die ersten IgE-vermittelten Allergien als ein möglicher Auslöser für Migräne identifiziert werden. Seit 1987 treten aber die nicht-IgE-vermittelten Allergien immer mehr in den Vordergrund. Eine 2007 publizierte Studie konnte erstmals zeigen, dass eine auf IgG-Testungen basierende Diät zu starken Verbesserungen bei Migräne führte. Und vor kurzem konnte an der medizinischen Fakultät der Universität Istanbul in der ersten Doppelblind-Crossover-Studie mittels ImuPro300 gezeigt werden, wie positiv sich eine Nahrungsumstellung auf den Verlauf einer Migräne auswirken kann: Dabei wurde eine signifikante Verringerung sowohl der Zahl der Migräneanfälle wie auch von deren Intensität und des Einsatzes von Medikamenten festgestellt. Durch die Verwendung eines solchen Testsystems gestaltet sich die anschließende Diät einfacher, da nur die individuell festgestellten IgG-positiven Nahrungsmittel weggelassen werden müssen.

Hautprobleme

Neurodermitis, Akne, Psoriasis

Die Haut ist das flächenmäßig größte Organ des menschlichen Körpers. Sie dient als Schutz gegen mechanische, thermische und chemische Schädigungen, gegen Strahlen, Bakterien, Viren und Pilze. Zudem hat sie eine Speicherfunktion für Wasser und Fett und dient umgekehrt der Ausscheidung. Über Durchblutung und Schweissabsonderung wirkt sie auch an der Temperaturregulierung des Körpers mit, und über spezifische Nervenendigungen hat sie eine Sinnesfunktion (Druck, Temperatur).

Erkrankungen der Haut wie Neurodermitis, Akne, Psoriasis, Ekzeme sind einer alternativen oder komplementärmedizinischen Therapie in der Regel gut zugänglich. Die Ursachen der Hauterkrankung müssen aber erkannt werden. Oft führen auch unverträgliche Lebensmittel (Allergie Typ 3) zu Hautproblemen.

Herz-Kreislauf-Erkrankungen

Hypertonie (hoher Blutdruck)

Dass eine chronische Entzündung Bluthochdruck verursacht, wird heute nicht mehr bestritten. In einer Studie der Universität Graz konnte bei übergewichtigen Kindern ein Zusammenhang zwischen der Dicke der inneren Schichten der Blutgefäße (Intima media), C-reaktivem Protein (ein entzündungsspezifisches Protein), dem systolischen Blutdruck (oberer Wert) und der Menge von IgG gegen Nahrungsmittel festgestellt werden. Allerdings wird nicht jeder, der an einer chronischen Entzündung leidet, Bluthochdruck haben oder bekommen. Hier spielen zusätzliche Faktoren, die zum Teil genetisch determiniert sind, eine wichtige Rolle. Es konnte beobachtet werden, dass der Blutdruck immer sinkt, wenn Patienten ihre Ernährung entsprechend den IgG-Befunden anpassen. Besonders effektiv zeigt sich das bei Menschen mit hohem Blutdruck und bei therapieresistenten Patienten. Diejenigen, die auf die Therapie ansprechen, sollten aber sorgfältig begleitet werden, um zu verhindern, dass sie in eine Hypotonie, zu niedrigen Blutdruck, fallen. Gegebenenfalls sollte die Dosierung der blutdrucksenkenden Mittel angepasst werden.

Beim Blutdruck zeigte sich ebenfalls, dass hier nur eine strikte Befolgung der Vorgaben zum Erfolg führt. Es müssen also alle IgG-positiven Nahrungsmittel gemieden werden.

Stoffwechselstörungen

Zuckerstoffwechselstörung im Sinne eines Hyperinsulinismus, mit Fettstoffwechselstörung

Dass Nahrungsmittel entzündliche Reaktionen verursachen, konnte die Gruppe um Ahmad Aljada in den USA eindrücklich feststellen. Sie fand heraus, dass es bei allen Probanden zu einer Entzündungsreaktion kam, nachdem sie eine gemischte Mahlzeit aus Ei, Milchprodukten, Hefe, Gluten, Salat und Fleisch eingenommen hatten, also Nahrungsmittel des täglichen Gebrauchs, die zum Teil zu den stärksten Allergieauslösern gehören. Sie schlossen daraus, dass durch Nahrungsmittel verursachte Entzündungsreaktionen eine wichtige Rolle bei der Entstehung von Übergewicht, Arteriosklerose und Bluthochdruck spielen. Entzündungsreaktionen bedeuten aber auch oxidativen Stress und die Bildung von Radikalen. Diese wiederum schädigen die Zellwände und können LDL-Cholesterin oxidieren, wodurch dieses zu gefährlichen Schaumzellen werden kann.

Zuckerstoffwechsel und Fettstoffwechsel stehen in einem engen Zusammenhang. Wird zu viel Zucker aufgenommen, der zum Beispiel aufgrund ungenügender Bewegung oder durch eine Hemmung der Insulinrezeptoren nicht verbraucht wird, wird zusätzliches Insulin freigesetzt, das den überschüssigen Zucker in Fett umwandelt und ablagert. Dabei entstehen aber auch chronisch erhöhte Blutfettwerte, die problematisch werden können. In der Regel steigen die Werte für Triglyceride und Cholesterin an. Gefährlich wird das dann, wenn die hohen Triglyceridwerte dazu führen, dass zunehmend LDL-Cholesterin in kleinen dichten Partikeln gebildet wird, die als besonders gefäßschädigend gelten. Seit kurzer Zeit lassen sich diese Partikel labortechnisch bestimmen. Dadurch lassen sich erstmals das tatsächliche Risiko aufgrund der Blutfette besser einschätzen und spezifische Therapien entwickeln. Eine Umstellung der Ernährung unter Weglassen der Nahrungsmittel, gegen die eine Allergie vom Typ 3 vorliegt, führte zu einer Senkung des Cholesterinspiegels um etwa 20 bis 30 Prozent, eine Normalisierung der Triglyceride und eine Senkung des Nüchternzuckers.

Chronische Entzündungen

Sämtliche chronisch entzündliche Krankheiten ungeklärter Ursache an Gelenken, Muskeln und Drüsen

Chronische Entzündungen sind gekennzeichnet durch einen schleichenden Verlauf, der sich über Jahre bis Jahrzehnte hinzieht. Generell kennen wir die sekundäre chronische Entzündung, die sich aus einer akuten Entzündung entwickelt, und die primär chronische Entzündung, die sich manifestiert, ohne dass eine vorgängige Entzündung festgestellt wurde. Sie beginnt schleichend, verläuft oft mit akuten Schüben, und eine Ausheilung ist schwierig.

Chronische Entzündungen ungeklärter Ursache an Gelenken, Muskeln, Drüsen können durchaus auch auf unverträgliche Lebensmittel zurückzuführen sein.

Psychische Leiden

Depressionen

Die Auswertung der Daten einer Beobachtungsstudie ergab ein auf den ersten Blick überraschendes Ergebnis. Die häufigsten Reaktionen bei Allergie Typ 3 waren depressive Zustände. Auf den zweiten Blick wird das aber durchaus erklärlich und logisch. Vom biochemischen Standpunkt aus ist es das Serotonin (Botenstoff), das für unser psychisches Wohlbefinden verantwortlich ist. Sowohl emotionale aber auch chemische Prozesse bewirken seine Bildung wie auch den vorzeitigen oder gesteigerten Abbau. Ist zu wenig Serotonin im Organismus vorhanden, verspüren wir eine depressive Verstimmung. Diese ist dann oft von Angstgefühlen, Übererregbarkeit, Aggressivität und Konzentrationsschwäche, Schlafstörungen und chronischer Müdigkeit begleitet. Auch diese Symptome wurden überdurchschnittlich häufig beobachtet. Eine Erklärung dafür ist, dass der Umsatz des Serotonins zu 80 bis 90 Prozent im Darm stattfindet, also an dem Ort, wo die entzündliche Reaktion ihren Ursprung nimmt. Die Bildung von Serotonin wird durch Entzündung verhindert, indem Tryptophan, die Vorstufe des Serotonins, in eine inaktive Substanz abgebaut wird und nicht mehr zur Synthese von Serotonin zur Verfügung steht. Der Abbau ist aber nicht auf den Darm beschränkt. Er kann theoretisch überall, wo eine Entzündung auftritt, stattfinden. Da sich im Darm mehrere Rezeptoren für Serotonin befinden, die unter

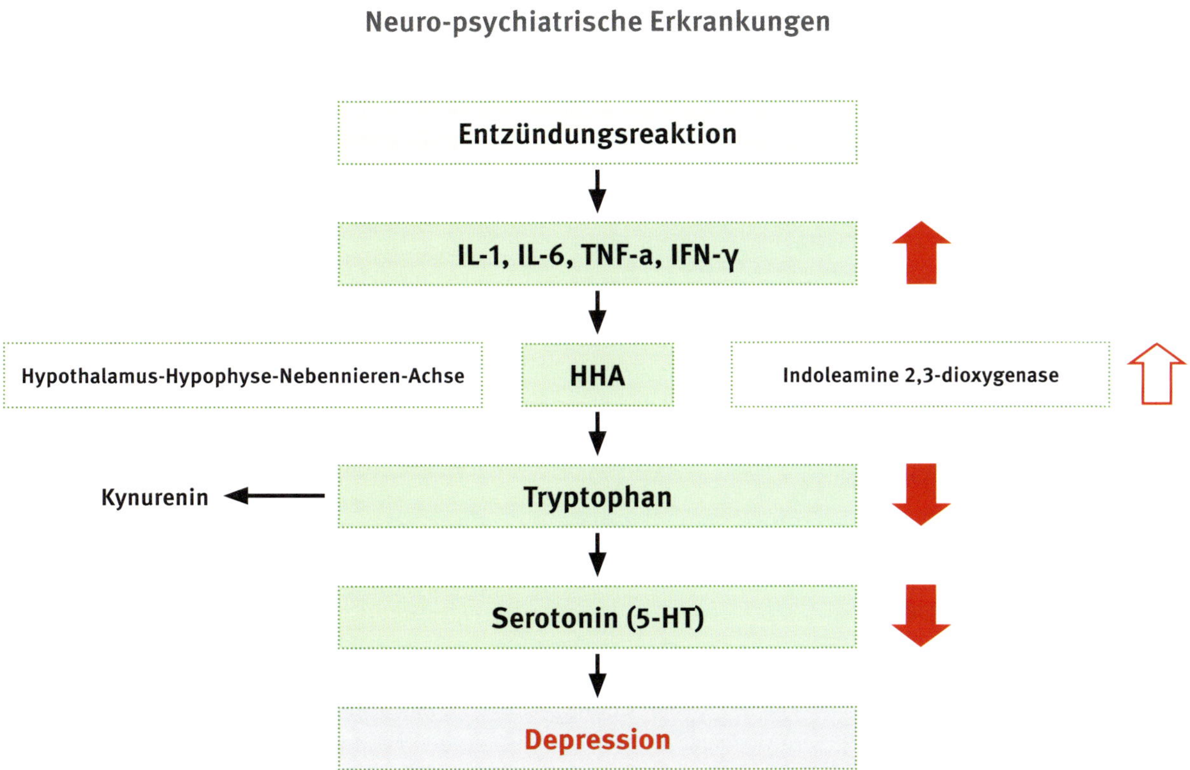

anderem das Stuhlverhalten regeln, klagen diese Patienten gehäuft auch über Verdauungsstörungen und Verstopfung.

Kommt es zum Abfall des Serotoninspiegels, leidet darunter auch die Bildung des Melatonins. Melatonin ist wichtig für das Schlafverhalten. Ohne Melatonin kommt es nicht zum Tiefschlaf. Patienten fühlen sich am Morgen genauso müde wie am Abend vorher. Nichtausgeschlafene Personen sind meist schlecht gelaunt und resignieren schnell. Dann belohnt man sich doch gern einmal mit seiner Lieblingsspeise, gegen die man höchstwahrscheinlich eine Allergie vom Typ 3 hat. So beginnt ein fataler Kreislauf.

Depressive Patienten, die den ImuPro300-Test (Lebensmittelunverträglichkeit) gemacht und ihre Ernährung entsprechend umgestellt hatten, berichten zu 94 Prozent (!) von einer Besserung oder einer vollständigen Befreiung von ihren Symptomen (Letzteres in 35 Prozent der Fälle).

Der Botenstoff Serotonin ist für das psychische Wohlbefinden verantwortlich. Ein Mangel von Serotonin im Organismus führt zu depressiven Verstimmungen, oft begleitet von Angstgefühlen, Übererregbarkeit, Aggressivität und Konzentrationsschwäche. Die Bildung von Serotonin wird durch Entzündungen verhindert. Bei Abfall des Serotoninspiegels wird auch die Bildung von Melatonin, das wichtig für das Schlafverhalten ist, vermindert. Man fühlt sich morgens genauso müde wie vor dem Zubettgehen.

Chronische Müdigkeit (CFS)

Infolge schneller Ermüdung wird die Leistungs- und Konzentrationsfähigkeit erheblich eingeschränkt. Ein geordnetes Leben ist kaum noch möglich, alles ist zu anstrengend, man zieht sich zurück und verliert den Kontakt zur Außenwelt.

Übergewicht (Adipositas), Metabolisches Syndrom

Wer an Übergewicht leidet, hat mit sehr hoher Wahrscheinlichkeit mehrere Typ-3-Allergien gegen Grundnahrungsmittel. Als Alarmzeichen sollte immer wahrgenommen werden, wenn Patienten langsam über mehrere Jahre 3–5 Kilogramm pro Jahr zugenommen haben, obwohl sie nichts Nennenswertes an den Lebens- und Essgewohnheiten geändert haben. Oft erkennt man auch eine gewisse Vorliebe für kohlenhydrathaltige Lebensmittel wie Brot, Pizza, Nudeln, Kartoffeln. Es müssen zwar nicht unbedingt diese Nahrungsmittel sein, gegen die eine Allergie vorliegt, aber bei der Typ-3-Allergie kommt es oft zu Insulinrezeptorblockaden und damit zu einer partiellen Insulinresistenz, einer starken Minderung oder dem Ausbleiben der Insulinwirkung durch Entzündung, die die biologische Wirkung des Insulins hemmt. Dies führt zu erhöhtem Verlangen nach stärke- und zuckerhaltigen Lebensmitteln. Es kann aber auch sein, dass eine Art Suchtbeziehung zu Nahrungsmitteln besteht, gegen die eine Allergie vorliegt. Häufig beobachtet man dies für Schokolade, aber auch für Brot und Käse oder Milchprodukte im Allgemeinen.

Auf die Frage: Was würden Sie ungern weglassen?, nennen 80 Prozent der Betroffenen das Nahrungsmittel, das sich später als IgG-positiv herausstellt. Also lassen sich allein mit dieser Frage zuverlässig bereits ein oder mehrere Nahrungsmittel identifizieren, die sich beim Test als problematisch erweisen.

Bei der durch Nahrungsmittel erzeugten Entzündungsreaktion werden im Gegensatz zu Infektionen vergleichsweise kleine Mengen an TNF-a (Tumor Nekrose Faktor alpha) gebildet. Da die meisten Nahrungsmittelallergien chronisch sind, weil wir fast jeden Tag dasselbe essen, spricht man von einer chronisch schwach erhöhten TNFa-Belastung. In wissenschaftlichen Arbeiten konnte gezeigt werden, dass eine solche Belastung zur Blockierung der Insulinrezeptoren führt. So litten Versuchstiere an Übergewicht und Diabetes, obwohl sie die gleiche Ernährung bekamen wie die Versuchstiere ohne TNFa. Der nicht nutzbare Zucker beziehungsweise die Kohlenhydrate und der dadurch längerfristig hohe Zuckergehalt des Blutes bedingt eine zusätzliche Insulinfreisetzung. Das Insulin wandelt nachfolgend den Zucker in der Leber zu Fett um und deponiert ihn im Fettgewebe. Dieses Fettgewebe bildet selbst auch

Nahrungsmittelunverträglichkeit, Übergewicht und Diabetes Typ II

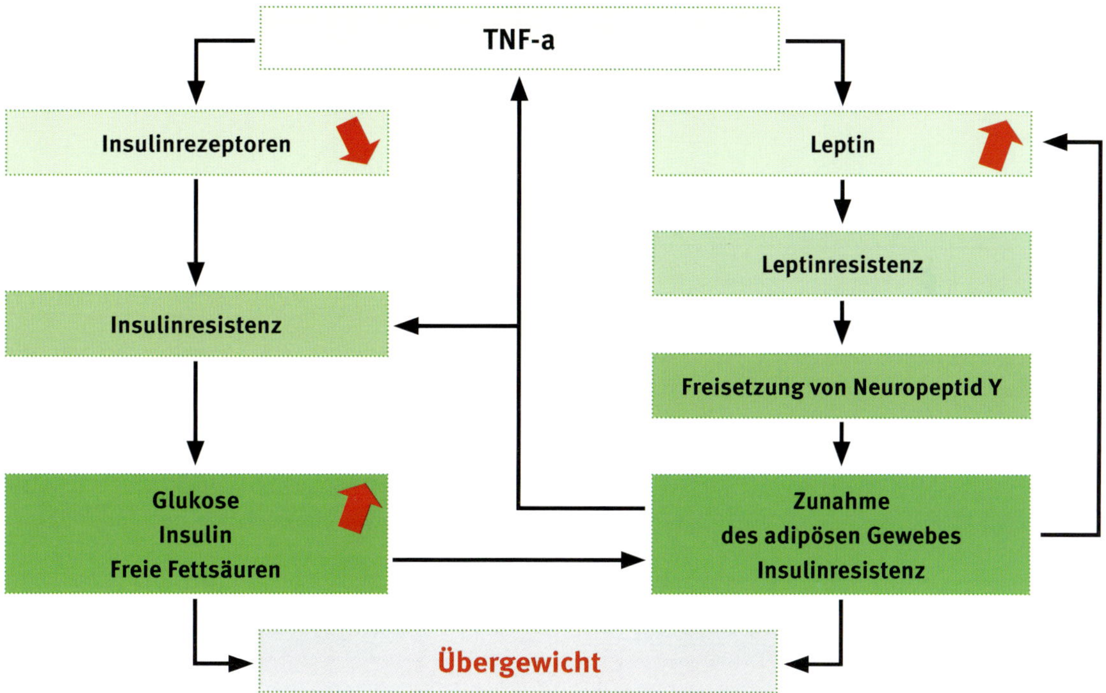

TNF-a, wodurch es auch in der Lage ist, bei Übergewichtigen langfristig Diabetes zu fördern. Übergewichtige haben also gleich zwei Faktoren, die Diabetes verursachen können. Und es kommt noch schlimmer. Fettgewebe produziert ein weiteres Hormon, nämlich das Leptin. Dieses wird eigentlich gebildet, um dem Organismus mitzuteilen, dass genügend Energie vorhanden und keine zusätzliche Nahrungsaufnahme notwendig ist. Dadurch wird das Hungergefühl unterdrückt. Bedauerlicherweise führen chronisch hohe Leptinwerte aber besonders in Kombination mit chronisch erhöhten TNF-a-Werten zu einer Blockade des Leptinrezeptors. Dadurch funktioniert das Feedback, also der Regulationsmechanismus, die Informationsübertragung, dass genügend Energie vorhanden ist, nicht mehr. Folge: Hungergefühl. Der Reflex ist dann meist der Griff nach Süßem, und der Kreislauf beginnt von Neuem. Ein Alarmzeichen sollte also sein, wenn jemand zwei bis drei Stunden nach erfolgter Nahrungsaufnahme wieder Hunger oder Appetit verspürt.

Wer an Übergewicht leidet, hat mit sehr hoher Wahrscheinlichkeit mehrere Typ-3-Allergien gegen Grundnahrungsmittel. Ein Alarmzeichen ist immer, wenn man langsam, über mehrere Jahre drei bis fünf Kilogramm pro Jahr zugenommen hat, obwohl man nichts Nennenswertes an den Lebens- und Essgewohnheiten geändert hat.

Es kann eine Art Suchtbeziehung zu Nahrungsmitteln bestehen, gegen die eine Allergie vorliegt (häufig bei Schokolade, aber auch bei Brot, Käse, Milchprodukten).

Autoimmunerkrankungen

Krankheiten, die ganz oder teilweise auf die Bildung von Antikörpern zurückzuführen sind, die eine schädigende Einwirkung auf den gesamten Körper oder gewisse Organsysteme haben. Das Immunsystem richtet sich sozusagen gegen den eigenen Körper. Dazu gehören zum Beispiel die rheumatoide Arthritis, Diabetes mellitus, Colitis ulcerosa (geschwürige Darmzerstörungen), chronische aggressive Hepatitis (Leberentzündung), gewisse Formen der Gastritis (Magenschleimhautentzündung), multiple Sklerose.

Chronischer Eisenmangel

Siehe Seite 52.

Erschöpfung, Hyperaktivität, Aggressivität, Konzentrationsstörungen

Körperliche Erschöpfung sowie Konzentrationsmangel

Hyperaktivität und aggressives Verhalten können ebenfalls mit unverträglichen Lebensmitteln in Zusammenhang stehen. Auch sollte man sich über die Zusatzstoffe in den Lebensmitteln, die man zu sich nimmt, Gedanken machen (siehe Seite 114).

Mutter-und-Kindprobleme

Ein besonderes Problem stellt sich oft bei Säuglingen und Kinden, die an Ekzemen, Neurodermitis und chronischen Bauchschmerzen leiden.

Kinder werden mit genau den IgG geboren, die auch die Mutter besitzt. Diese werden über die Plazenta an das Kind weitergegeben. Ziel ist es, das Kind in den ersten Lebensmonaten gegen Infektionen zu schützen, da das Neugeborene zu diesem Zeitpunkt noch keine eigene Immunabwehr aufbauen kann. Diese durchaus positive Einrichtung der Natur birgt jedoch Gefahren für das Kind, wenn die Mutter vermehrt Antikörper gegen Nahrungsmittel hat und diese auch an das Kind weitergibt. Kritisch wird es, wenn die Mutter stillt und selbst Nahrungsmittel verzehrt, gegen die sie eine Typ-3-Allergie hat. Über die Muttermilch gibt sie dann das Antigen an das Kind weiter, das darauf mit einer Entzündung reagiert. Werden beim Kind keine anderen Auslöser für die Symptome ermittelt, muss unbedingt ein IgG-Test durchgeführt werden. Bei Kindern unter einem Jahr ist es empfehlenswert, das Blut der Mutter zu untersuchen. Zum einen ist die Blutentnahme einfacher, und zum anderen sind in der Regel die Antikörpertiter – also die Konzentrationen – bei der Mutter höher und damit leichter zu messen und zu interpretieren. Erst ab einem Jahr kann man das Blut des Kindes untersuchen, da dieses erst ab dem sechsten Monat beginnt, eigene IgG zu bilden und die der Mutter dann erst langsam verschwinden. Gleiches gilt für Kinder, die gestillt werden oder mit der Flasche aufgezogen werden.

In erstem Fall ist es unumgänglich, dass die Mutter ihre Ernährung umstellt. Betroffene berichten dann nicht nur, dass es dem Kind bedeutend besser geht, sondern auch die Mutter bemerkt, dass sich bei ihr Symptome zurückbilden.

Nicht zuletzt sollte aber auch der Präventivcharakter einer solchen Untersuchung hervorgehoben werden. Warum muss man immer warten, bis ein Leiden erst auftritt, bevor man etwas dagegen tut? Ist es nicht sinnvoller und intelligenter, dem Leiden vorzubeugen? Die oben angeführten Symptome sind alle, zumindest zum Teil, auf eine chronische Entzündung zurückzuführen, auch wenn diese möglicherweise nicht der Auslöser ist. Wenn ich also weiß, dass unverträgliche Nahrungsmittel dafür verantwortlich sein können, liegt es nahe, diese durch einen Test zu ermitteln und anschließend zu meiden oder wenigstens den Konsum zu verringern. Auf diese Weise ließen sich viele der sogenannten Zivilisationskrankheiten hinauszögern oder vermeiden. Der Gewinn für den Einzelnen ist klar: eine gesteigerte Lebensqualität bis ins höhere Alter. Ich selbst bedauere persönlich, nicht früher davon erfahren und profitiert zu haben. Mit den jetzt gewonnenen Erfahrungen weiß ich, dass ich meine letzten 20 Jahre ohne gewisse Beschwerden hätte erleben können, da sie durch eine einfache Nahrungsumstellung behoben werden konnten. Bei einigen Fachgesellschaften für Anti-Aging-Medizin hat das Prinzip Immuno-Nutrition, also eine Ernährung gemäß dem Immunsystem, durchgesetzt und wird in der Weiterbildung für Anti-Aging-Mediziner gelehrt.

Ein besonderes Problem stellt sich oft bei Säuglingen und Kindern, die an Ekzemen, Neurodermitis und chronischen Bauchschmerzen leiden. Wenn die Mutter vermehrt Nahrungsmittel isst, die für sie unverträglich sind, gibt sie diese Antigene an das Kind beim Stillen weiter. Werden beim Kind keine anderen Auslöser für seine Symptome gefunden, muss unbedingt ein IgG-Test durchgeführt werden. Bei Kindern unter einem Jahr ist es empfehlenswert, das Blut der Mutter zu untersuchen. Es ist unter Umständen unumgänglich, dass die Mutter ihre Ernährung umstellt. Beispiele zeigen, dass es dem Kind besser geht, und auch bei der Mutter bilden sich die Symptome zurück.

Verbesserung der Beschwerden nach Weglassen der (mit)verursachenden Nahrungsmittel

In einer Studie zur Anwendungsbeobachtung (Quelle: Evomed Medizin-Service GmbH) ließen Patienten mit einer Typ-3-Allergie bestimmte Nahrungsmittel über einen längeren Zeitraum weg. Die nachfolgenden Ergebnisse zeigen die Erfolgsquoten für einige Krankheitsbilder (in Prozent); die Zahlen in Klammern nennen die Anzahl der Patienten, die statistisch erfasst wurden.

Gesundheitsstörung	Symptom	verschwunden	gebessert	unverändert
Magen-, Verdauungs-, Darmbeschwerden	Blähungen (146)	44,5	45,9	9,6
	Völlegefühl (110)	59,1	35,4	5,5
	Übelkeit (42)	42,8	54,8	2,4
	Verstopfung (68)	33,8	55,9	10,3
Kopfschmerzen, Migräne	Kopfschmerzen (92)	23,9	62,0	14,1
	Migräne (46)	26,1	58,7	15,2
	Schwindel (54)	29,6	55,6	14,8
Hautprobleme	Psoriasis (23)	30,4	39,1	30,5
	Akne (26)	7,7	50,0	42,3
Chronische Entzündungen	Gelenkschmerzen (113)	13,3	64,6	22,1
	Arthrose (62)	0,0	50,0	50,0
	Muskelschmerzen (60)	10,0	61,7	28,3
Psychische Leiden	Depressionen (36)	38,9	55,5	5,6
	Angstzustände (44)	29,5	56,8	13,7
Chronische Müdigkeit (CFS)	Chronische Müdigkeit (95)	24,3	56,8	18,9
Erschöpfung, Hyperaktivität, Aggressivität, Konzentrationsstörungen	Erschöpfung (100)	25,0	59,0	16,0
	Hyperaktivität (19)	26,3	57,9	17,9
	Aggression (28)	25,0	57,1	15,8
	Konzentrationsmangel (95)	13,7	58,9	27,4

Ein kurzer Ausflug in den Stoffwechsel und in die Ernährungsphysiologie

Was versteht man unter Stoffwechsel und Ernährungsphysiologie?

Unser Körper lebt zeit seines Lebens von dem, was wir ihm zuführen:

1. Nahrung
2. Wasser
3. Luft
4. gesunde menschliche Beziehungen

Der Stoffwechsel wiederum bewirkt die Umsetzung der oben genannten Faktoren in unserem Körper zu

- **Energie** (Körpertemperatur, Muskelkraft, ATP = Adenosintriphosphat = chemische Zellenergie)
- **Zellerneuerung** und **Wachstum** finden statt, wie auch die
- **Ausscheidung** der nicht benötigten oder schädlichen Stoffe

Innerhalb des Stoffwechsels hat das Immunsystem die Aufgabe, alle vom Körper nicht benötigten Substanzen abzuwehren, also alle diejenigen Körperinvasoren, die wir über die Nahrung, über die Luft und über den Kontakt mit Mitmenschen aufnehmen wie Viren, Bakterien, Parasiten, pflanzliche Stoffe, chemische Stoffe (Nahrungsmittelzusätze, Medikamente, Schwermetalle über die Luft, Spritzmittel), aber auch körperfremde Zellen und psychische Reize wie Trauer, Sorgen, Stress, Ärger.

Noch einmal: Der Mensch braucht zu einem gesunden Stoffwechsel und zu einem gesunden Leben gesunde Nahrung, gesundes Wasser, gesunde Luft und gesunde menschliche Beziehungen.

Man kann auch sagen: Der Mensch ist so gesund wie sein Stoffwechsel.

Einige beeindruckende Beispiele von Stoffwechselleistungen:

- Eine Zelle verfügt über etwa 3000 Enzymsysteme.
- In jeder Zelle finden pro Sekunde zwischen 30 000 und 100 000 chemische Reaktionen gleichzeitig statt.
- Pro Stunde werden 200 Millionen Erythrozyten (rote Blutkörperchen) neu gebildet.
- In 90 Sekunden werden in den Plasmazellen viele Millionen Antikörper gebildet. Jeder Antikörper besteht aus ungefähr 1200 Aminosäuren.

Alle biochemischen Reaktionen innerhalb des Stoffwechsels werden von sogenannten **Enzymen** gesteuert. Ohne diese Enzyme geht in einem lebenden Organismus gar nichts – das gilt natürlich auch für Pflanzen und Tiere. Ohne Enzyme bewegt sich kein Muskel, sogar mit dem Wasser und dem Sauerstoff der Atemluft kann der Körper ohne Enzyme nichts anfangen. Wir müssten ersticken, verdursten oder verhungern, wenn nicht Tausende dieser sogenannten Biokatalysatoren in unserem Organismus Tag und Nacht am Werk wären.

Wir kennen etwa 2500 verschiedene Enzyme. Wir bilden sie selbst in unserem Körper aus Eiweiß, aber wir nehmen sie auch mit der Nahrung zu uns, vor allem über die Rohkost. Ein Eiweißmangel ist deshalb für unseren Körper fatal. Enzyme wirken nur unter bestimmten Voraussetzungen. Eine entscheidende Rolle spielt dabei die Temperatur. Kälte inaktiviert die Enzyme, bei ausreichender Temperatur werden sie wieder aktiv. Beim Tiefkühlen von Lebensmitteln stoppen wir zum Beispiel die Tätigkeit der zellabbauenden Enzyme, sprich den Fäulnisprozess. Was bekanntlich bewirkt, dass Lebensmittel längere Zeit frisch gehalten werden können.

Wärme dagegen vertragen Enzyme nur beschränkt. Schon bei Temperaturen um 40 Grad zerfallen die ersten Enzyme, ab etwa 70 Grad ist überhaupt keine Wirkung mehr möglich. Haben wir beispielsweise längere Zeit hohes Fieber, fühlen wir uns schlapp und total energielos, weil die Energie produzierenden Enzymsysteme in unseren Zellen ihre Arbeit nur noch mühsam aufrechterhalten können.

Enzyme wirken am besten bei einem neutralen pH-Wert, das heißt, wenn wir übersäuert sind, ist unser gesamter Stoffwechsel gestört. Ein gesunder Säure-Basen-Haushalt ist deshalb für sämtliche Stoffwechselleistungen unabdingbar (siehe Seite 37).

Die meisten Enzyme brauchen für ihre Wirksamkeit nicht nur einen neutralen pH-Wert des Gewebes, sondern auch sogenannte Kofaktoren. Das sind vor allem Vitamine und Mineralstoffe, die der menschliche Körper nicht selbst produzieren kann, sondern die er über die Nahrung aufnehmen muss. Das heißt mit anderen Worten: Fehlen uns Vitamine und Mineralstoffe, ist die Wirksamkeit der Enzyme beeinträchtigt und damit der gesamte Stoffwechsel gestört. Die Vitamine und Mineralstoffe sind also überall am Stoffwechsel beteiligt, ja notwendig, ohne dass sie selbst (mit wenigen Ausnahmen) als Baustoffe dienen. Sie haben einen eher dynamischen Charakter, bei dem es um Tätigkeiten, um Energie und nicht um die Substanzialität geht. Sie erfüllen katalytische Funktionen, das heißt, sie regen Prozesse, Wechselwirkungen im Bereich des Lebendigen an, ja sie sind selbst solche Kraftzentren.

Drei Systeme (siehe unten) arbeiten zusammen, um in unserem Körper die Nahrung zu Energie (Körperwärme, Muskelkraft, ATP) umzuwandeln, um unsere Körperzellen zu bilden und zu erneuern und die Ausscheidung zu steuern.

Um das zu verdeutlichen, zeigt die Darstellung rechts den Weg der Nahrung durch unseren Körper:

Der Stoffwechsel funktioniert über drei voneinander abhängige Systeme

Organsystem	Hormonsystem	Nervensystem
▪ Herz und Kreislauf ▪ Atmung und Lunge ▪ Verdauung	▪ Steroidhormone ▪ Peptidhormone (z. B. Insulin, Glukagon) ▪ Schilddrüsenhormone ▪ Prostaglandine	▪ Zentralnervensystem ▪ peripheres Nervensystem ▪ vegetatives Nervensystem

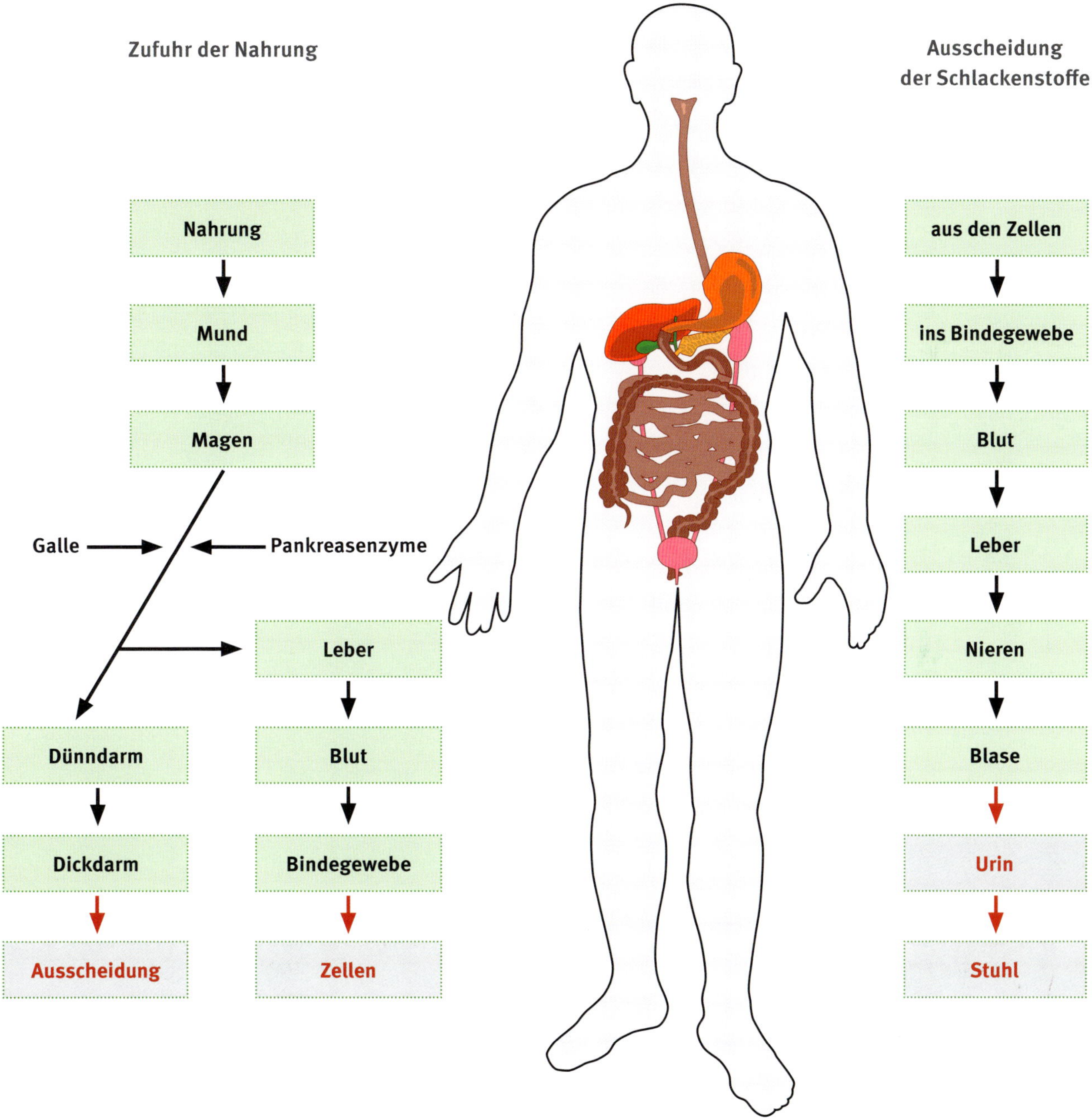
Zufuhr der Nahrung
Nahrung
Mund
Magen
Galle
Pankreasenzyme
Leber
Dünndarm
Blut
Dickdarm
Bindegewebe
Ausscheidung
Zellen
Ausscheidung
der Schlackenstoffe
aus den Zellen
ins Bindegewebe
Blut
Leber
Nieren
Blase
Urin
Stuhl

Unsere Nahrung setzt sich aus denselben Nährstoffen zusammen wie unser Körper: aus Kohlenhydraten, Eiweiß, Fetten, Vitaminen und Mineralstoffen. Unser Stoffwechsel ist somit nichts anderes als das Aufnehmen dieser Stoffe in Form von Nahrung und das Umwandeln in körpereigene Kohlenhydrate, Eiweiße, Fette und Mineralstoffe.

Chemische Zusammensetzung eines gesunden 65 Kilogramm schweren Mannes. Bei Frauen liegt der Fettanteil – besonders zulasten des Wassergehalts – durchschnittlich um 10 Prozent höher:

Protein	11 kg	16,9 %
Fett	9 kg	13,8 %
Kohlenhydrate	1 kg	1,5 %
Wasser	40 kg	61,6 %
Mineralien	4 kg	6,2 %

Alle unsere Körpersysteme wirken am Stoffwechsel mit:

Organsystem

Das **Herz** transportiert über den **Blutkreislauf** die Nährstoffe in unseren Körper.

Atmung und **Lunge** versorgen das Blut mit Sauerstoff und ermöglichen so in den einzelnen Körperzellen über die »Verbrennung« von Zucker und Fettsäuren die Energiegewinnung.

Die **Verdauung** zerkleinert unsere Nahrung in resorbierbare Moleküle:

- Kohlenhydrate zu Zucker
- Eiweiße zu Aminosäuren
- Fette zu Fettsäuren

Hormonsystem

Es steuert die Organe in ihren Funktionen.

- Steroidhormone wie Adrenalin und Cortisol erhöhen unter anderem den Blutzuckerspiegel bei erhöhter Leistung, verhindern Entzündungen.
- Peptidhormone wie etwa Insulin und Glukagon steuern den Blutzuckerspiegel.
- Schilddrüsenhormone steuern die Schnelligkeit der Stoffwechselleistungen.
- Prostaglandine verringern unter anderem Entzündungen in Geweben.

Nervensystem

Es versorgt die Organe mit anregenden und bremsenden Impulsen und ermöglicht so ihre Funktionsweisen.

- Zentralnervensystem ist ein Sammelbegriff für Gehirn und Rückenmark. Es ist verantwortlich für die Reizverarbeitung und -beantwortung sowie für die Bewusstseinsbildung und für unsere Denkprozesse.
- Das periphere Nervensystem bildet die Brücke vom Zentralnervensystem zu allen Körperteilen.
- Das vegetative Nervensystem (auch autonomes Nervensystem) regelt über die beiden Äste Sympathikus und Parasympathikus (auch Vagus genannt) die Funktionen aller inneren Organe, insbesondere die an der Verdauung beteiligten Organe.

Der Stoffwechsel ist das Zusammenspiel des Organsystems, des Hormonsystems und des Nervensystems. Dieses Zusammenspiel entscheidet darüber, ob wir uns fit und gesund fühlen, oder ob wir durch eine Stoffwechselstörung zum Beispiel an Allergien oder Unverträglichkeiten leiden!

Die **Ernährungsphysiologie** ist ein Zweig der Physiologie, der untersucht, in welcher Menge und Zusammensetzung Lebensmittel dem menschlichen Organismus zugeführt werden müssen, damit er optimal ernährt wird. Es gibt unzählige Ernährungslehren, die alle von sich überzeugt sind, dem Menschen eine gesunde Ernährung zu erklären.

Da der Mensch von dem lebt, was er isst und verdaut, und seine Organsysteme nur dann optimal funktionieren, wenn die zugeführte Nahrung die notwendigen Stoffe enthält, die er für seinen Stoffwechsel benötigt, unter anderem Vitamine, Mineralstoffe, genügend Eiweiß, genügend Kohlenhydrate, gesunde Fette, ist es klar, dass ohne diese Voraussetzungen der Stoffwechsel und auch die Organfunktionen darunter leiden. Jedem ist auch bekannt, dass die Bedürfnisse eines jeden Menschen, je nach Alter und Arbeit und vorhandenen Krankheiten, unterschiedlich sind.

In den letzten Jahren hat es sich immer mehr herausgestellt, dass eine sogenannte vollwertige Ernährung in jeder Beziehung für unsere Gesundheit am wertvollsten ist. Unter vollwertig versteht man eine Ernährung, die aus Grundprodukten zubereitet wird, um einen möglichst hohen Anteil an Vitalstoffen zu gewährleisten. Eine solche Ernährungsweise kann vegetarisch sein oder nicht – die Hauptsache ist, das Kochen nicht der Nahrungsmittelindustrie zu überlassen. Und besonders wertvoll sind in diesem Zusammenhang natürlich Lebensmittel aus biologischem Landbau und biologisch geführter Viehzucht.

Der Säure-Basen-Haushalt im Zusammenhang mit einer Allergie Typ 3

Über den Säure-Basen-Haushalt gibt es eine Menge Literatur. Wir versuchen hier, diesen wichtigen Faktor möglichst leicht verständlich darzustellen. Wie wir bereits im Kapitel über den Stoffwechsel ausgeführt haben, ist es für die gesamten Stoffwechselleistungen – und damit für unsere Gesundheit – wichtig, dass unsere Enzyme in einem neutralen pH-Umfeld wirken können. Störungen des Säure-Basen-Haushalts können die Hauptursache bei Lebensmittelunverträglichkeiten sein. Da der Säure-Basen-Haushalt so eminent wichtig ist, sind wir mit unseren Erklärungen etwas ausführlicher.

Ausgeglichenheit als höchstes Lebensprinzip

Alles Leben ist Polarität:

Sonne ⇠ ⇢ Mond
Vollmond ⇠ ⇢ Neumond
Gefühl ⇠ ⇢ Verstand
süß ⇠ ⇢ sauer
Tag ⇠ ⇢ Nacht
geben ⇠ ⇢ nehmen
einatmen ⇠ ⇢ ausatmen
Arterien ⇠ ⇢ Venen

usw.

Wir alle haben es schon erlebt: Es gibt Menschen, die in sich selbst, in ihrer Mitte zu ruhen scheinen und eine wohltuende Gelassenheit ausströmen, und es gibt solche, die ständig zwischen übermäßig heiter und zu Tode betrübt hin und her schwanken. Bei den ersteren spüren wir, dass sie ein inneres Gleichgewicht erreicht haben und auf uns deshalb harmonisch wirken. Die anderen wiederum sind, je nach Schwankungsgrad der Stimmungen, entweder äußerst lebendig, auch übertrieben hektisch, oder sie werden immer wieder von Depressionen geplagt, himmelhoch jauchzend – zu Tode betrübt, wie der Volksmund sagt. Unsere Seele korrigiert sozusagen gesetzmäßig jeden extremen Pol durch einen Gegenpol.

Die **chinesische Medizin** basiert auf dem Streben nach Gleichgewicht. Gesundheit wird definiert als Gleichgewicht zwischen Yin und Yang, den beiden polaren Antriebskräften.

In der **westlichen Medizin** spricht man von Homöostase, das heißt Konstanz des sogenannten inneren Milieus des Körpers mithilfe von Regelsystemen, deren übergeordnetes Zentrum der Hypothalamus, ein Teil des Zwischenhirns, ist. Der Hypothalamus setzt Hormone frei, die entweder stimulieren oder hemmen. Nach demselben Muster arbeiten auch die vom Hypothalamus kontrollierten Hormonsysteme.

Auch unser vegetatives Nervensystem funktioniert nach demselben Prinzip: Es besteht aus einem sympathischen und einem parasympathischen Anteil, auch Sympathikus und Parasympathikus oder Vagus genannt. Jedes Organ ist sowohl mit Nervenfasern des Sympathikus wie auch mit den Fasern des Vagus versorgt. Eine Erregung des Sympathikus bewirkt beispielsweise eine Beschleunigung des Herzschlags, eine Reizung durch den Vagus eine Verlangsamung.

Das Leben ist ein rhythmisches Wechselspiel zwischen den Polen mit kleineren oder größeren Schwankungen. Der angestrebte Zustand ist immer Gleichgewicht. Man kann deshalb auch sagen: Gesundheit ist pulsierendes Leben möglichst in der Nähe des Gleichgewichts.

Unser Säure-Basen-Haushalt ist nichts anderes als das Ringen des Körpers ums Gleichgewicht, um nicht in einen Pol – in diesem Fall den Säurepol – zu fallen. Unser Körper hat viele Möglichkeiten, die naturgegebenen Schwankungen zu regulieren. Wie alle Stoffwechselfunktionen sind auch diese chemischen Funktionen in unserem Körper unglaublich interessant – aber leider auch kompliziert.

Chemische Grundbegriffe Säuren – Basen – pH-Wert

Vereinfachte Darstellung von Säuren: Säuren sind chemische Verbindungen, die sauer reagieren und Wasserstoff (H) enthalten. Man nennt sie auch »Protonen-Spender« (Proton = Wasserstoffion).
Vereinfachte Darstellung von Basen: Basen sind chemische Verbindungen, die basisch reagieren und eine Hydroxylgruppe (OH-Gruppe) enthalten. Man nennt sie auch »Protonen-Empfänger«.

In der Chemie unterscheidet man zwischen organischen und anorganischen Säuren und Basen. Wichtig für uns und unser Thema, den Säure-Basen-Haushalt, sind die im Körper und in den Lebensmitteln vorkommenden Säuren und Basen. Das sind in erster Linie Mineralstoffe:

saure Mineralstoffe	basische Mineralstoffe
Schwefel	Kalzium
Phosphor	Natrium
Chlor	Kalium
Fluor	Magnesium
Jod	Kupfer
Silizium	Eisen
	Mangan

Verbindet sich zum Beispiel eine Säure mit einer Base, ergibt dies ein neutrales Salz, das heißt, die Säure wurde neutralisiert, ist somit für den Körper nicht mehr schädlich und kann leicht ausgeschieden werden.

Reines Wasser (H2O) enthält gleich viel Säure- und Basenelemente, die Säureelemente werden verkörpert durch H+-Ionen, die Basenelemente durch OH-Ionen.

$$H + OH = H_2O = pH\ 7{,}0$$

Dadurch liegt ein ausgeglichener Zustand vor, das Wasser ist neutral.

Zur Darstellung des Säuregrads einer Flüssigkeit dient die pH-Skala von 0 bis 14:

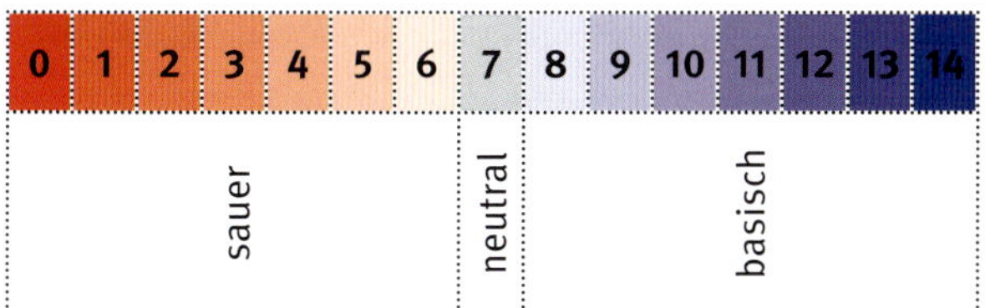

Der pH-Wert einer wässrigen Lösung kann durch die pH-wertabhängige Farbe von Indikatorfarbstoffen, zum Beispiel Lackmus, Phenolphthalein und Phenolrot, abgeschätzt werden.

Das biologische Gleichgewicht im Blut und in den meisten Körpergeweben liegt optimal bei etwa pH 7,4. Das Blut ist also leicht alkalisch. Die pH-Werte sind von großer Bedeutung für einen einwandfreien Ablauf der Stoffwechselprozesse in unserem Körper.

Chemische Verbindungen werden je nach ihrem Gehalt an Wasserstoff (H) oder Hydroxylgruppen (OH-Gruppe) in sauer und basisch aufgeteilt. Für uns wichtig sind vor allem die sauren und basischen Mineralstoffe in Nahrung und Körper.

Das angestrebte Gleichgewicht im Blut und in den meisten Körpergeweben liegt im neutralen pH-Bereich bei ungefähr 7,4.

Der pH-Wert im Blut

Der pH-Wert des Blutes schwankt nur sehr wenig: zwischen 7,36 und 7,42, der Durchschnittswert liegt bei 7,39. Das Blutplasma enthält also etwa gleich viel Kationen (Basen) wie Anionen (Säuren).

Wenn unser Blut auf einen pH-Wert von 6,95 abfiele, würden wir ins Koma fallen, der Herzmuskel stünde still und der Tod würde eintreten, steigt der pH-Wert auf 7,7, sind wir übererregt, es kann zu Krämpfen, sogar zum Tod kommen. Das Blut verfügt deshalb über diverse Puffersysteme, die die Schwankungen des von der Nahrung hervorgerufenen pH-Werts ausgleichen müssen. Das schnellste Puffersystem sind die Lungen, die die sogenannten flüchtigen Säuren ausscheiden, die vor allem beim Abbau von pflanzlichen Produkten entstehen. Die beim Abbau von tierischen Eiweißen entstehenden stabilen Säuren werden über die Nieren ausgeschieden. Der pH-Wert des Blutes schwankt also je nach Nahrung, wird aber autonom sofort wieder reguliert.

Merke: Beim Säure-Basen-Haushalt geht es nicht um den Säuregrad des Blutes, sondern um den Säuregrad des Gewebes (Mesenchym).

Der pH-Wert im Mesenchym (Bindegewebe)

Im Gegensatz zum pH-Wert des Blutes ist derjenige des Gewebes, insbesondere des Mesenchyms, großen Schwankungen unterworfen.

Das Mesenchym umgibt alle unsere Zellen und Organe. Dieses Gewebe besteht aus einer Grundsubstanz (Gewebsflüssigkeit) sowie kollagenen und elastischen Fasern, Bindegewebezellen, und es wird durchzogen von den Blutgefäßen (Arterien, Venen, Kapillaren) und den Fasern des vegetativen Nervensystems.

Das Bindegewebe ist das Kommunikationssystem zwischen den Organen und den sie versorgenden Blutgefäßen.

Während des Tages versorgt die Nahrung den Organismus durch das zirkulierende Blut mit Aminosäuren (Eiweißen), Zucker, organischen Säuren und Vitalstoffen und durch die Lymphe mit Fett. Die Leber empfängt, sortiert, entgiftet und speichert die Nährstoffe und verteilt sie über den Blutkreislauf an die einzelnen Zellen. Dort entstehen in komplizierten Stoffwechselprozessen verschiedene Arten von Energie (zum Beispiel Körperwärme, Muskelkraft, chemische Energie). Und es werden auch laufend alte Zellen abgebaut und neue gebildet. In diesen verschiedenen Stoffwechselphasen entstehen zahlreiche Säuren.

Die flüchtigen Säuren werden von den Lungen rasch in Form von Kohlendioxid abgeatmet. Diese Ausscheidung kann sich den Bedürfnissen des Körpers anpassen, da sich Atemfrequenz und -tiefe leicht verändern lassen. Die nichtflüchtigen Säuren, die sogenannten stabilen Säuren aus der Eiweißverdauung, werden von den Nieren über den Urin ausgeschieden. Im Gegensatz zur Ausscheidung flüchtiger Säuren erfolgt diese Ausscheidung langsamer, und sie ist viel weniger anpassungsfähig, da sie durch die Leistungskapazität der Nieren begrenzt ist.

Überschüssige Säuren werden zum größten Teil laufend im Mesenchym abgelagert, damit der pH-Wert des Blutes konstant bleibt. Diese Säuren binden sich an die Fasern des Kollagens. Während des Tages entsteht somit eine zunehmende Tendenz zur Azidose des Gewebes (Gewebeübersäuerung). Diese Entwicklung verändert nach und nach die kolloidale Struktur des Mesenchyms, sodass sich dieses unter dem Einfluss der Säureanreicherung allmählich verfestigt.

Während der Nacht hört normalerweise die Versorgung mit Nährstoffen auf, und der Organismus schaltet auf Ausscheidung und Reinigung um. Mittels eines Enzyms (der Hyaluronidase) werden die im Mesenchym festgehaltenen Säuren in den Blutkreislauf freigesetzt. Dort werden sie von der Basenreserve gepuffert (neutralisiert) und gelangen in die Nieren, die sie über den Urin ausscheiden. Im Laufe dieses Prozesses wird das Mesenchym nach und nach alkalischer, und seine kolloidale (gelartige) Struktur wird wieder flüssiger.

Gelingt es dem Körper nicht, nachts alle im Bindegewebe gespeicherten Säuren zu lösen und in den Blutkreislauf abzuschieben, um dann von den Nieren ausgeschieden zu werden, häufen sie sich allmählich an, das Gewebe verhärtet sich, wird zunehmend »undurchlässiger«. Sie können sich dann zum Beispiel in Form von Harnsäurekristallen in den Gelenken festsetzen – Gicht!

Allmählich beginnen die Organe unter diesem Zustand zu leiden. Die Folge sind Sauerstoffmangel, Unterernährung der Zellen, Selbstvergiftung wegen der verlangsamten Ausscheidung von Abbauprodukten und schließlich der Zelltod. Wahrscheinlich fangen alle Unterfunktionen der Organe mit dieser Unterversorgung an.

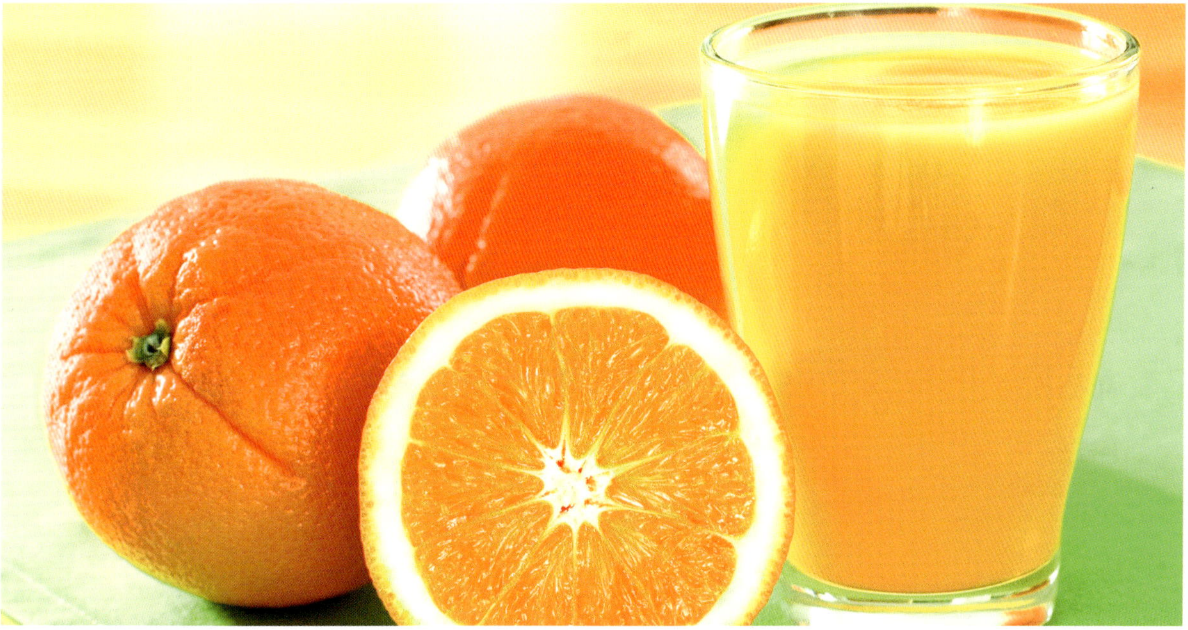

Bei Übersäuerung wirken saure Früchte und Fruchtsäfte zusätzlich übersäuernd.

Gründe der Übersäuerung

Die meisten Menschen sind heutzutage übersäuert, und Krankheiten, denen eine Übersäuerung zugrunde liegt, sind sehr häufig. Die Gründe für diese Übersäuerung liegen hauptsächlich an unserer Ernährungs- und Lebensweise:

Der Mangel an Vitalstoffen (Vitamine, Mineralstoffe)

In den Verdauungsprozessen spaltet unser Körper die Nahrung mithilfe von Verdauungsenzymen zu chemischen Substanzen, die für unseren Körper verwertbar sind – Eiweiße in Aminosäuren, Kohlenhydrate in Zucker und Fette in Fettsäuren und Glyzerin. Diese Abbauprozesse und später auch die Aufbauprozesse, die in unserer Leber stattfinden, sowie die Umwandlungsprozesse in all unseren Zellen, die die Grundmoleküle in Energie und Zellmaterial verwandeln, sind chemische Reaktionsketten. Bei jeder Stufe dieser Reaktionen kommen verschiedene Enzyme zum Einsatz, die für ihre Tätigkeit sogenannte Coenzyme benötigen – das sind Vitamine und Mineralstoffe. Jede Stufe dieser chemischen Prozesse ist vom korrekten Ablauf der vorhergehenden Stufe abhängig – das Fehlen eines Vitamins oder eines Mineralstoffs kann die gesamten Kettenreaktionen bremsen oder gar blockieren. Die Zwischensubstanzen, die bei den Kettenreaktionen gebildet werden, sind meistens Säuren, die als solche im Körper verbleiben, sofern die benötigten Vitamine oder Mineralstoffe fehlen.

Mangelt es zum Beispiel bei der Verstoffwechselung von Kohlenhydraten an den nötigen Enzymen oder Vitaminen – vor allem an Vitamin B1 –, so wird Traubenzucker nicht zu Kohlensäure und Wasser verstoffwechselt, sondern die Zwischenabbauprodukte – Zitronensäure, Brenztraubensäure, Bernsteinsäure, Fumarsäure, Oxalessigsäure und Milchsäure – verbleiben als Säuren im Körper.

Der Säureüberschuss ist also oft das Resultat unvollständiger biochemischer Umwandlungen, die auf einen Mangel an Vitaminen und Spurenelementen zurückzuführen sind. Wer sich nicht vollwertig ernährt, das heißt, wessen Nahrung nicht hauptsächlich aus Grundprodukten hergestellt wird, die viel Gemüse und Vollkornprodukte enthält, nimmt selten die notwendige Menge an Vitalstoffen auf, sodass er automatisch an einem Vitalstoffmangel leidet.

Die überhöhte Säurezufuhr durch die Nahrung

Unsere Nahrung setzt sich aus säurebildenden und basischen Speisen zusammen. Wie der jeweilige Mensch diese Speisen verstoffwechselt, hängt stark davon ab, ob er einen intakten oder gestörten Säurestoffwechsel hat – oder anders ausgedrückt:

Ist jemand bereits übersäuert, reagiert er auf bestimmte Speisen anders als ein Mensch, dessen Säure-Basen-Haushalt noch in Ordnung ist.

Das heißt mit anderen Worten, dass ein und dieselbe Speise unterschiedlich auf den Säurestoffwechsel einwirkt. Und dies macht das Thema saure oder basische Lebensmittel auch so kompliziert.

Säurebildend sind vor allem alle eiweißhaltigen Lebensmittel wie Fleisch, Fisch, Käse, aber auch Getreideprodukte. Deshalb sollte zu jeder Mittags- und Abendmahlzeit auch Gemüse gegessen werden, damit die gebildeten Säuren durch die Basen des Gemüses neutralisiert werden.

Bei allen Säure-Basen-Tabellen, die als die neusten wissenschaftlichen Erkenntnisse kursieren, geht man von intakten Stoffwechseln aus. In der Praxis sieht man immer wieder, dass Menschen, die übersäuert sind, zum Beispiel saure Früchte oder Essig nicht vertragen und sie auch meist instinktiv meiden. Ihr Stoffwechsel kann die Säuren durch den bestehenden Basenmangel nicht neutralisieren. Es ist deshalb für die meisten Menschen wichtig, dass sie zur Behandlung der Übersäuerung sogenannte Basentabletten oder Basenpulver einnehmen. Dies sind immer Mischungen der basischen Mineralstoffe Natrium, Kalium, Kalzium und Magnesium. Detaillierte Angaben zum Säure-Basen-Haushalt sind im »Säure-Basen-Kochbuch« von Margrit Sulzberger zu finden.

Das Immunsystem ist das Zusammenspiel aller Organe. Deshalb kann sich ein geschwächtes Immunsystem auf allen Organebenen auswirken und vermag deshalb nachfolgende Erkrankungen oft nicht zu verhindern:

- erhöhte Infektanfälligkeit
- chronische Entzündungen
- Hautprobleme
- Allergien
- Magen-, Darmprobleme
- Kopfschmerzen/Migräne
- psychische Leiden

Auch weitere Gesundheitsstörungen können auf ein geschwächtes Immunsystem zurückgeführt werden.

Wenn körperfremde Stoffe wie Bakterien, Viren, aber auch unverträgliche Lebensmittel oder toxische (giftige) Stoffe die natürlichen Barrieren des Körpers überwunden haben und in den Organismus gelangt sind, werden durch unser Immunsystem Abwehrreaktionen ausgelöst.

Das Immunsystem besteht aus zwei ineinandergreifenden Teilen: das unspezifische und das spezifische System. Das **unspezifische System** vernichtet sofort

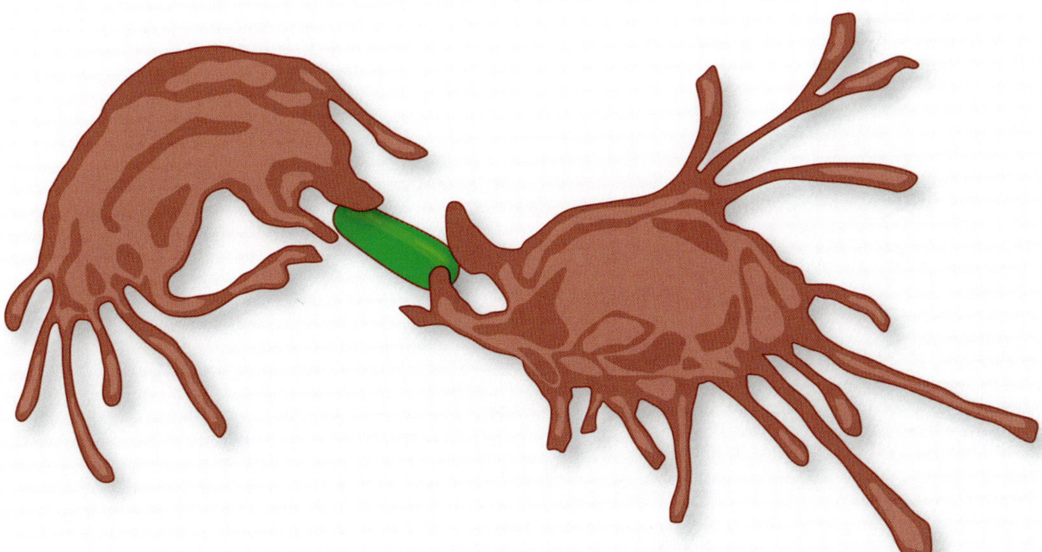

Zwei Makrophagen (Fresszellen) greifen ein Antigen an, um es aufzunehmen und durch Enzyme aufzulösen.

Das Immunsystem setzt sich aus folgenden Abwehrsystemen zusammen:

1. Humorale Abwehr
Die Faktoren der humoralen Abwehr befinden sich in den Körperflüssigkeiten und werden bei Bedarf aktiv. Zur humoralen Abwehr gehören:

Komplementsystem	unspezifisch	Proteine (Eiweiße), die zum Beispiel durch bakterielle Stoffe aktiviert werden
C-reaktives Protein	unspezifisch	aktiviert das Komplementsystem
Lysozym	unspezifisch	hemmt Wachstum und Vermehrung von Bakterien und Viren
Interferon	unspezifisch	Schutzstoff, der die Vermehrung von Viren in den Körperzellen blockiert
Immunglobuline	spezifisch	Antikörperklassen (Typen) IgA, IgD, IgE, IgG, IgM

2. Die zelluläre Abwehr
Die Faktoren der zellulären Abwehr befinden sich hauptsächlich im Gewebe, wobei auch das Blut als Gewebe bezeichnet wird. Zur zellulären Abwehr gehören:

Granulozyten	unspezifisch	werden innerhalb von etwa 30 Minuten zum Entzündungsherd gebracht und zerstören Fremdkörper
Makrophagen	unspezifisch	sind innerhalb einer Stunde am Entzündungsherd
Killerzellen (natürlich)	unspezifisch	greifen unspezifisch alle körperfremden Zellen an
T-Helferzellen	spezifisch	stimulieren Makrophagen, T-Killerzellen und B-Lymphozyten
T-Killerzellen	spezifisch	können spezifische Zellen angreifen, die als körperfremd erkannt wurden
T-Suppressorzellen	spezifisch	verhindern autoaggressive Reaktionen des Immunsystems (Autoaggression = das Immunsystem erachtet plötzlich körpereigene Strukturen als bekämpfenswert)

körperfremde Substanzen, das spezifische System reagiert nur auf bestimmte Stoffe, und die Abwehrreaktion ist verzögert.

Das **unspezifische Immunsystem** ist bereits bei der Geburt funktionsfähig und wirkt ganz allgemein schützend, während das spezifische Immunsystem eine gezielte Abwehr gegen bestimmte Antigene in Gang setzt. Um diese Aufgabe verrichten zu können, muss das spezifische Immunsystem schon einmal mit dem entsprechenden Stoff in Kontakt gekommen sein. Nach diesem Erstkontakt bildet der Körper Antikörper (Immunglobuline) und spezifische Abwehrzellen, die zusammen mit den Makrophagen (Fresszellen) und den T-Helferzellen die Abwehr des Fremdkörpers durchführen.

Bereits diese kurze und rudimentäre Aufzeichnung zeigt, wie komplex unser Immunsystem ist. Es handelt sich dabei quasi um eine Armee, die im täglichen Kriegseinsatz gegen Millionen von Keimen und Giftstoffen steht und für uns vom ersten bis zum letzten Atemzug mit einer unvorstellbaren Präzision arbeitet, damit wir überhaupt überlebensfähig sind. Schnell und effizient einzugreifen, ist die Aufgabe des Immunsystems. Dabei kann es zusätzlich von Organfunktionsstörungen wie auch durch psychische Situationen belastet und geschwächt werden. Es ist schon längst bekannt, dass wirklich glückliche Menschen seltener zu Infektionen neigen als die Spezies der unzufriedenen, gestressten Personen. Das psychische Wohlbefinden beeinflusst das Immunsystem in seiner Funktion positiv.

Vergleicht man die Dimensionen des Darms – und hier nur die des Dünndarms – mit denen der Haut oder der Lunge, wird sehr schnell klar, dass der Darm die wichtigste Kontaktfläche zu unserer Umwelt darstellt. Mit ungefähr 600 Quadratmetern und einer Länge von bis zu 6 Metern ist ihre Austauschfläche mehr als sechsmal so groß, wie die der Lunge (100 Quadratmeter) und 300-mal größer als die der Haut. Es überrascht dann nicht mehr, dass genau hier das Zentrum des Immunsystems liegt. Etwa 80–90 Prozent aller immunologischen Reaktionen haben hier ihren Ursprung oder finden hier statt.

Mit der Nahrung gelangen unzählige Nahrungsproteine (Eiweiße), aber auch eine enorme Anzahl an Bakterien, Pilzen und Viren in den Darmtrakt. Aufgabe des sogenannten darmassoziierten Immunsystems ist es, uns vor Eindringlingen zu schützen und zwischen »Gut und Böse« – also was uns schadet und was uns nutzt – zu unterscheiden. In der Darmschleimhaut eingelagert, befinden sich die sogenannten Peyer-Plaques. Diese hoch organisierten immunologischen Zentren beherbergen alle wichtigen Immunzellen sowie B- und T-Lymphozyten, die von der Erkennung bis zur Zerstörung der potenziellen Antigene (Allergie auslösenden Substanzen) verantwortlich sind. Bestimmte T-Lymphozyten übernehmen dabei wichtige Regulator- und Effektorfunktionen (zelluläre Aktivierung) und verhindern somit eine überschießende Reaktion des Immunsystems zum Beispiel gegen Nahrungsmittel. Sie sind für die sogenannte orale (was durch den Mund eingenommen wird) Toleranz verantwortlich. Wichtig ist, dass das darmassoziierte Immunsystem mit dem übrigen Immunsystem anderer Schleimhäute kommuniziert und Informationen austauscht. Das genaue Funktionieren und die Rolle des Darms im Immunsystem wird im nächsten Abschnitt erklärt.

Schädigungen der Darmwand können bei der Entstehung von Allergien eine große Rolle spielen. Sie können hervorgerufen werden durch Bakterien, Viren, Pilze und Parasiten. Aber auch Umweltgifte, Metalle, eine Fehlbesiedlung des Darms, verschiedene Medikamente, Alkohol, Zusatzstoffe wie zum Beispiel Glutamat, unzureichende oder zu viel Magensäure und mangelhafte Pankreasaktivität sowie Fehlernährung und psychischer Stress führen zu einer Schädigung und damit auch oft zu einer Durchlässigkeit (Permeabilität) der Darmschleimhaut und können so chronische Entzündungen hervorrufen.

Folgendes Beispiel illustriert einen solchen Vorgang, bei dem Nahrungsmittel nach einer Darminfektion plötzlich nicht mehr toleriert wurden.

Ein männlicher Patient, Ende 50, klagt seit drei Monaten über chronischen Durchfall. Begonnen hatte alles mit einer Nahrungsmittelvergiftung nach dem Verzehr eines Meeresfrüchtesalats, der zu einem sechs Tage dauernden fiebrigen Durchfall geführt hatte. Es konnte damals allerdings keine Ursache identifiziert werden. Nach sechs Tagen klang dieser akute Durchfall von selbst ab. Nach weiteren drei Wochen trat der chronische Durchfall jedoch wieder auf, diesmal allerdings nicht mehr von Fieber begleitet. Der Patient wurde an zwei Universitätskliniken mehrfach mit allen zur Verfügung stehenden Diagnostikmethoden untersucht. Ohne Erfolg. Alle endos-

kopischen (mittels Spiegelung von Körperhöhlen) und histologischen (Zelluntersuchungen) Befunde waren negativ. Es bestand weder Zöliakie (Allergie auf Getreideeiweiß mit Abbau der Darmschleimhaut), noch Morbus Crohn oder Colitis ulcerosa (chronische Darmentzündungen). Auch alle serologischen Tests und Stuhluntersuchungen ergaben keinen Hinweis auf die Ursache. Allergische Reaktionen wurden mittels IgE ausgeschlossen. Schließlich wurde ein Nahrungsmittelallergietest Typ 3 mittels IgG durchgeführt. Hierbei ergaben sich wenige Reaktionen, allerdings eine sehr starke auf Ananas. Die Befragung des Patienten ergab, dass er jeden Morgen einen Fruchtsalat zu sich nimmt, der Ananas enthält, dies aber bereits seit mehreren Jahren. Bisher hatte er diesen sehr gut vertragen. Sollte dieser plötzlich die Ursache für die chronischen Durchfälle sein?

Ananas ist ein bekanntes Allergen (enthält Allergie auslösendes Eiweiß), das durchaus zu immunologischen Reaktionen imstande ist. Bis zur diagnostizierten Nahrungsmittelvergiftung war die Darmschleimhaut des Patienten intakt und Ananas wurde toleriert. Durch die massive Schädigung der Darmschleimhaut während der Akutphase der vermeintlichen Nahrungsmittelvergiftung konnte das Ananasprotein die Darmbarriere ungehindert, an den Zellen vorbei, passieren und hat damit eine Immunreaktion ausgelöst. Bezeichnend ist auch die Zeit zwischen Ende der Akutphase des Durchfalls und des erneuten Auftretens des chronischen Durchfalls: nämlich drei Wochen! Das ist genau die Zeit, die der Organismus braucht, um IgG-Antikörper zu bilden, ähnlich einer Impfung, die auch erst nach zwei bis drei Wochen Schutz gewährt. Nach Absetzen von Ananas verschwanden die Durchfälle nach drei Tagen. Eine mehrfach durchgeführte Provokation mit Ananas führte jedes Mal wieder zu Durchfall. Mittels IgG-Test konnte also das schuldige Nahrungsmittel eindeutig festgestellt werden.

Der Dünndarm: Das Gehirn des Immunsystems ist (Mit-)Verantwortlicher einer Allergie Typ 3

Bei der Entstehung von Allergien ist einerseits die biochemische Zusammensetzung des Lebensmittels entscheidend, zum anderen aber auch die Art und Weise, wie es verdaut und wie es in den Organismus aufgenommen wird. Dabei beginnt der Verdauungsprozess bereits im Mund mit dem Kauen. Idealerweise sollte so lange gekaut werden, bis die Nahrung von selbst in die Speiseröhre gleitet und nicht hinuntergewürgt wird. Durch das Kauen wird die Nahrung mechanisch zerkleinert. Dies ist deshalb so wichtig, weil sonst der anschließende Verdauungsprozess nicht vollständig ablaufen kann. Außerdem wird beim Kauen die enzymatische Verdauung, die Spaltung der Lebensmittel durch spezialisierte Enzyme, eingeleitet, und es wird bereits sekretorisches IgA (sIgA), die erste immunologische Abwehrfront, ausgeschüttet.

Beim gesunden Menschen herrscht im Magen ein stark saurer pH-Wert. Dies ist wichtig, damit sich Pepsin (ein Enzym) aus dem Pepsinogen bilden kann. Pepsin spaltet eine ganz bestimmte Bindung der Proteine (Eiweiße). Dies ist nur in saurem Milieu möglich. Personen, die an Gastritis (Magenschleimhautentzündung) oder Reflux (Magensäure steigt in die Speiseröhre auf) leiden, unterdrücken diese Säurebildung mit Medikamenten (sogenannte Säureblocker). Dabei kommt es zwar zu einer Linderung der Beschwerden, aber sie verhindern damit auch, dass das Pepsin aktiviert wird und die Proteinspaltung vornehmen kann. Dadurch findet eine nur unvollständige Verdauung statt, und es kommt zu einem Abbau der Proteine, wodurch sogenannte antigene Strukturen zurückbleiben und zu allergischen Reaktionen führen können.

Der Dünndarm

Neben der abschließenden Verdauung, also der Aufspaltung der Nahrung, findet im Dünndarm das »Sortieren« und die Aufnahme der Nährstoffe statt. Der Dünndarm ist die Schaltzentrale für alle immunologischen Prozesse in Bezug auf von außen aufgenommene Fremdstoffe, wozu neben Lebensmitteln auch andere Umweltkomponenten und Umweltgifte zählen.

Der Dünndarm ist laut Literatur zwischen 400 und 900 Quadratmeter groß – die Angaben schwanken – und etwa 4–5 Meter lang. Damit hat er die größte Austauschfläche des Organismus zur Außenwelt überhaupt. Diese ist etwa 6-mal größer als die der Lunge und 300-mal größer als die der Haut. Man kann also durchaus behaupten, dass der Dünndarm die Kontaktfläche zu unserer Umwelt ist. Bedenkt man dann noch, dass im gesamten Darm mehr als zehnmal mehr Bakterien leben, als der Mensch Zellen besitzt und diese extrem aktiv sind, überrascht es auch nicht, dass sich im Darm die größte Ansammlung von immunologisch aktiven Zellen und Organismen befindet. Organisiert in sogenannten Peyer-Plaques befinden sich hier mehr als eine Milliarde Lymphozyten und außerdem alle wichtigen Zellen, die für die Erkennung, Präsentation, Markierung und Zerstörung von Antigenen und Eindringlingen erforderlich sind.

Damit das alles funktioniert, bedarf es eines ausgeklügelten Zusammenwirkens aller beteiligten Strukturen und vor allem einer intakten Darmbarriere. Diese setzt sich aus mehreren Komponenten zusammen.

Im Inneren des Darms treffen wir auf **die spezifische Darmflora**. Sie besteht aus etwa 600 verschiedenen Keimarten. Besonders im Dünndarm verhindert sie die Besiedelung von fremden, krank machenden Bakterien, indem sie Nischen besetzt, durch ihren Stoffwechsel bestimmte Bakteriengifte ausscheidet und den pH-Wert reguliert. Des Weiteren sind ihre Stoffwechselprodukte, und zwar ganz bestimmte Fettsäuren, auch Nahrung für die Darmzellen. Kommt es zu einer Dysbalance oder auch Dysbiose genannt (einer Störung des Verhältnisses zwischen den darmbesiedelnden Bakterien), können sich Fremdbakterien ansiedeln, die die Milieubedingungen derart ändern, dass die Versorgung der Darmzellen in gewissen Abschnitten unterbleibt und sie deshalb ihrer Aufgabe nicht mehr nachkommen können und damit die Pforten für pathogene (krank machende) Bakterien öffnet. Die richtige Zusammensetzung der Darmflora ist für unser Wohlbefinden extrem wichtig. Die Stoffwechselaktivität der Einzeller ist, verglichen mit einem komplexen Organismus, extrem hoch. Es ist also nicht schwer vorstellbar, dass eine Dysbiose zu mannigfaltigen, gesundheitlichen Beschwerden führen kann.

Der nächste **Bestandteil der Darmbarriere ist das sekretorische IgA** (Immunglobulin A) oder abgekürzt sIgA. Diese ganz spezielle Form des IgA kommt nur hier vor. Es wird von spezialisierten Lymphozyten, den sogenannten Plasmazellen, die sich in der Darmwand befinden, gebildet. Mithilfe eines Transportmechanismus wird das sIgA durch die Enterozyten (Zellen) hindurchgeschleust und schließlich ins Darmlumen, das Darminnere, ausgeschieden. Hier wartet es auf entsprechende Eindringlinge, um sie abzufangen und zu verhindern, dass sie in den Organismus eindringen. Normalerweise können Antikörper gegen Eindringlinge erst gebildet werden, wenn diese schon den Körper befallen oder zumindest schon einmal mit ihm Kontakt gehabt haben, das heißt, der erste Angriff endet immer mit einer Erkrankung. Erst bei einem weiteren Eindringen sind wir dann gegebenenfalls durch Antikörper geschützt. Beim sIgA ist das etwas anders. Die gesunde Darmflora beherbergt Bakterien, die selbst nicht krank machend sind, aber über die Erkennungsmerkmale der krank machenden Bakterien verfügen. Dadurch wird das Immunsystem täglich trainiert und angehalten, sIgA zu bilden, das uns dann vor Erkrankung schützt, wenn pathogene Bakterien etwa mit der Nahrung oder dem Wasser eindringen.

Diese erste immunologische Abwehr ist extrem wichtig. Es gibt allerdings Menschen, die keine oder zu wenig sIgA bilden können. Diese Personen leiden vermehrt an Darmbeschwerden und Darminfekten, Darmmykosen (Pilzbefall) und gehäuft an Allergien.

Die dritte Komponente sind **die Darmzellen selbst, also die physische Barriere**. Diese Darmzellen, Enterozyten genannt, haben die Besonderheit, dass sie nur eine einzige Zellschicht, ein sogenanntes Monolayer bilden. Die Darmwand selbst ist also nur eine Zelldicke stark. Das macht sie auch so empfindlich und verletzbar. Die einzelnen Zellen sind stramm nebeneinander aufgestellt und aneinandergekittet. Diese Kittstellen werden als »Tight junctions« bezeichnet. Sie dichten den Darm quasi ab. Unter gesunden Bedingungen muss alles, was in den Organismus aufgenommen werden soll, diese Zellen passieren. Hierzu sind diese Zellen mit allerlei Enzymen und Transportsystemen für Zucker, Proteine, Fette und Mineralien ausgestattet. Zum anderen verhindern sie auch, dass körpereigene Substanzen über den Darm verloren gehen.

Kommt es zu einer Schädigung dieser »Tight junctions« oder gar zum Verlust ganzer Zellverbände, spricht man von einem **Leaky-gut-Syndrom** oder **erhöhter Darmpermeabilität**, das heißt, die Darmwand wird löchrig, undicht, und sowohl Inhalte des Darmlumens (unverdaute Bestandteile des Darminhalts) können ungehindert austreten, als auch Inhalte aus dem Körperinneren eindringen. Damit steigt das Potenzial einer allergischen Reaktion enorm an. Patienten mit vielen Reaktionen zeigen fast immer eine erhöhte Darmpermeabilität.

Eingelagert in die Darmwand sind spezialisierte Darmzellen, die sogenannten M-Zellen, die in Verbindung mit den Peyer-Plaques stehen und in sogenannten Domen organisiert sind. Während die normalen Enterozyten nur kleine Moleküle aufnehmen können, sind die M-Zellen dafür verantwortlich, große Moleküle aufzunehmen und sie dem Immunsystem zu präsentieren. Sie übernehmen also die wichtige Aufgabe, potenziell gefährliche Moleküle so aufzunehmen und zu markieren, dass sie als tolerant erkannt und angenommen werden. So erklärt sich der hohe Grad an oraler Toleranz gegenüber großen Molekülen, insbesondere aus der Nahrung.

Die nachgeschalteten Zellen der Peyer-Plaques übernehmen dann die Makromoleküle (Zucker, Aminosäuren und Fettsäuren, Vitamine und Mineralstoffe und andere sekundäre Nährstoffe) und lassen sie passieren, sodass sie vom Blut aufgenommen und verwertet werden können.

Dieser Teil des Immunsystems – dem darmassoziierten (verknüpften) lymphatischen Gewebe – wird auch als »gut associated lymphatic tissue«, kurz GALT bezeichnet und steht in engem Kontakt zu dem MALT (»mucosa associated lymphatic tissue«), dem allgemeinen schleimhautassoziierten lymphatischen Gewebe. Damit werden Informationen ausgetauscht und Sensibilisierungen weitergegeben. Eine Sensibilisierung, die ihren Ursprung im Darm hatte, kann sich also auch an einer anderen Schleimhaut auswirken.

Kommt es zu einer Schädigung der Darmbarriere oder zu einem Leaky-gut-Syndrom, können potenzielle Antigene (sehr große Moleküle) die Darmwand passieren, indem sie sich an den Zellen »vorbeimogeln«. Im gesunden Darm müssten sie durch die M-Zellen aufgenommen werden, da sie zu groß für die Enterozyten sind. Da jetzt Löcher in der Darmwand sind, können sie an den Enterozyten entlang eindringen und treffen auf tiefer liegende Immunzellen, ohne dass sie einen »Passierschein« erhalten haben. Die oben beschriebene orale Toleranz funktioniert nicht mehr. Die eingedrungenen Moleküle können als »fremd« erkannt und bekämpft werden.

Der Dünndarm ist die Schaltzentrale für alle immunologischen Prozesse, die als Reaktionen auf von außen aufgenommene Stoffe ablaufen.

Hier befinden sich alle wichtigen Zellen, die für die Erkennung, Präsentation, Markierung und Zerstörung von Antigenen und Eindringlingen erforderlich sind.

Patienten mit vielen Reaktionen, zum Beispiel auf Lebensmittel, zeigen fast immer eine erhöhte Darmpermeabilität.

Die richtige Zusammensetzung der vielseitigen Darmflora ist für unser Wohlbefinden extrem wichtig. Eine Dysbiose (Störung der richtigen Zusammensetzung der verschiedenen darmbesiedelnden Bakterien) kann zu mannigfaltigen, gesundheitlichen Beschwerden führen.

Die Darmbarriere: Ein hoch spezialisiertes immunologisches Organ

- spezifische Darmflora
- sIgA
- Enterozyten, Tight junctions
- M-Zellen
- APC-Zellen
- Peyer-Plaques
- etwa 10^9 Lymphozyten

Die Integrität und das Zusammenspiel dieser Komponenten ist essentiell für einen gesunden Darm und, vor allem, für eine gesunde Immunität. Sind eine oder mehrere Komponenten in ihrer Funktion beeinträchtigt oder inexistent, sind gesundheitliche Probleme und insbesondere allergische Reaktionen die Folge.

Die Darmbarriere ist ständigen Angriffen ausgesetzt, etwa durch Bakterien, Viren, Pilze, Parasiten oder Toxine (Giftstoffe), die mit der Nahrung zwangsläufig aufgenommen werden oder durch moderne Lebensmittel, die große Mengen an Konservierungsstoffen enthalten und die Darmflora aktiv schwächen. Wenn ein Nahrungsmittel durch Konservierungsstoffe mehrere Wochen vor dem Verderben, also vor dem Wachstum von Bakterien und Pilzen geschützt wird, haben diese Stoffe natürlich auch ihre Wirkung auf die empfindlichen Keime der Darmflora. Wer also regelmäßig solche Produkte konsumiert, schädigt aktiv seine Darmflora. Medikamente, Alkohol, psychischer Stress erhöhen die Darmpermeabilität (Durchlässigkeit). Unzureichende Magensäure, Fehlernährung und Dysbiose (Abweichung der Darmflora von der Norm) führen zu einer Erhöhung des allergischen Potenzials.

Faktoren, die zu einer Schädigung der Darmbarriere beitragen:

- bakterielle und virale Infektionen
- Parasiten und Candida albicans (Hefepilz)
- Konservierungsstoffe
- Farbstoffe
- Schwermetalle
- Umwelttoxine
- Stress-Interferon-g, TNF-a
- Medikamente
- Alkohol
- exokrine Pankreasinsuffizienz (Mangel an Verdauungsenzymen)
- Achlorhydrie (zu wenig Magensäure), aber auch zu viel Magensäure
- Fehlernährung, insbesondere zu viel Fruchtsaft, zu viele scharfe Gewürze
- Dysbiose
- Fäulnisflora
- Übersäuerung des Darmmilieus durch mangelnde Gallenproduktion

Ein zusätzlicher Risikofaktor könnte eine unzureichende Pankreasaktivität sein. Bildet das Pankreas nicht genügend Verdauungsenzyme, um die Nahrung vollständig zu zerkleinern, gelangen größere Nahrungsbestandteile, die eine potenzielle Antigenität darstellen und als fremd erkannt werden können, in den Darm und können so zu Allergien führen. Besonders in Kombination mit einer gestörten Magensäure erhöht sich diese Gefahr.

Als Beispiel könnte hier die Unverträglichkeit von Kasein (Milcheiweiß) und Gluten (Getreideeiweiß) angeführt werden, die auf der Freisetzung bestimmter Morphine beruht, die in beiden Molekülen versteckt vorkommen. Bei gesunden Menschen werden diese Moleküle nicht freigesetzt und können ihre Wirkung daher nicht entfalten. Es gibt aber Patienten, bei deren gestörter Verdauung eben diese Morphine freigesetzt werden. Sie lassen sich im Urin dieser Patienten nachweisen. Besonders gehäuft tritt dies bei autistischen Patienten auf. Andere Formen treten bei Schizophrenie und bei Verhaltensstörungen auf. Schwächere Formen können sich als chronische Müdigkeit oder depressive Episoden auswirken. Interessanterweise finden sich bei diesen Patienten auch stets Antikörper gegen die entsprechenden Nahrungsmittel, also Milch und Gluten. Die Passierscheine für Gluten und Kasein gelten nur für die normal gespaltenen Molekülbestandteile. Werden aber Morphine gebildet, verändern sich auch die anderen Abbauprodukte, die als fremd erkannt werden können und zur Bildung der Antikörper führen.

Der Darm kann aber noch viel mehr. Oft unterschätzt ist der Darm als das Organ mit der höchsten Hormonproduktion. Viele hormonelle Störungen haben ihren Ursprung im Darm. Auch die Produktion von Neurotransmittern (Botenstoffen) findet im Darm statt. Serotonin, das Glückshormon, sowie Dopamin werden überwiegend im Darm produziert. Es gibt zahlreiche Rezeptoren im Darm, die in engem Kontakt mit dem Gehirn stehen. Viele Erkrankungen, die als »psychologisch bedingt« abgetan werden und sich scheinbar im Kopf abspielen, haben in Wahrheit ihre Ursache im Darm. Die gleichen Mediatoren, die für Depressionen verantwortlich sind, nämlich Serotonin, kann auch für Verstopfung und Durchfall verantwortlich sein, je nachdem welche Rezeptoren über- oder unterexprimiert (über- oder untervertreten) sind. Genauso haben psychische Leiden oft ihren Ursprung im Darm und nicht im Gehirn.

Schädigung durch Schwermetalle

Wie oben beschrieben, können immunologische Reaktionen gegen harmlose Nahrungsmittelproteine durch eine Störung der Darmbarriere hervorgerufen werden.

Eine andere Ursache kann aber auch die Veränderung der Struktur der Nahrungsmittelproteine (Eiweiß) sein. In ihrer nativen (ursprünglichen) Form werden sie nicht als fremd erkannt und erst, wenn sie verändert sind, als Eindringling identifiziert. Ähnliches beobachtet man auch bei Typ-1-Allergien, bei denen entweder gekochte Nahrungsmittel besser vertragen werden als rohe oder umgekehrt. Beim Kochen verändert sich die Struktur der Proteine, dabei können antigene (allergieauslösende) Strukturen gebildet oder zerstört werden. Eine andere Art der Strukturänderung ergibt sich, wenn schwefelhaltige Proteine mit Schwermetallen reagieren. Schwermetalle binden bevorzugt an die aktiven Zentren von Proteinen und Enzymen an, die reich an sogenannten SH-Brücken sind. In jedem Protein befinden sich mehrere Schwefelatome, die miteinander verbunden sind, ohne dass sie nebeneinander liegen. Sie können durchaus weit voneinander entfernt sein, geraten aber durch die Faltung des Moleküls durchaus in räumliche Nähe und bilden Verbindungsbrücken. Das sind die SH-Brücken. Sie sind für die Stabilität, die räumliche Anordnung und oft für die Aktivität oder Funktion des Proteins verantwortlich. Sie geben dem Enzym seine Form und Aktivität. Werden sie zerstört, verändert sich das Molekül und kann als fremd erkannt werden. Mit der zunehmenden Umweltverschmutzung und Schwermetallbelastung, aber auch durch Zahnmetalle treten diese Phänomene immer mehr in den Vordergrund. Man geht davon aus, dass dies die Ursache der ständig steigenden Zahl allergischer Reaktionen ist.

Der Darm: Verantwortlich für Depressionen?

- 90 % der Serotoninbildung (5-HT)
- diverse Rezeptoren: 5-HT1, 5-HT2, 5-HT3, 5-HT4, 5-HT7
- komplexes Regelwerk
- Feedback mit Gehirn
- Serotoninabbau durch Entzündung – IBS-Reizdarmsyndrom
- Dopaminstoffwechsel – wichtig bei Parkinsonkrankheit, ADHS

Leichte chronische Darmentzündungen führen zu einem gestörten Serotoninstoffwechsel und somit zu Befindlichkeitsstörungen. Insbesondere das Tryptophan (Aminosäure) – eine Vorstufe des Serotonins – wird durch akute oder chronische Entzündungen in eine inaktive Substanz, das Kynurenin umgewandelt und steht deshalb nicht mehr zur Bildung von Serotonin zur Verfügung. Die Folge sind depressive Zustände. Von depressiven Patienten, die den ImuPro300-Test (Lebensmittelunverträglichkeit) gemacht und ihre Ernährung entsprechend umgestellt hatten, berichten 94 Prozent (!) von einer Besserung oder einer vollständigen Befreiung von ihren Symptomen (Letzteres in 35 Prozent der Fälle).

Eisenaufnahme und Hepcidin

Auch die Eisenaufnahme wird im Darm durch das Hormon Hepcidin gesteuert. Hepcidin wird mit zunehmendem Alter weniger gebildet, wodurch ältere Menschen vermehrt an Eisenüberladung leiden, das sich durch hohe Eisen- und Ferritinwerte im Blut widerspiegelt. Wird aber zu viel Hepcidin gebildet, wird die Eisenaufnahme verhindert. Dann nutzen auch Eisengaben in Form von Medikamenten nichts. Außer unangenehmen Nebenwirkungen tut sich nicht viel. In diesem Fall muss die Ursache der hohen Hepcidinbildung erforscht werden.

Hepcidin wird hauptsächlich durch Infektionen und Entzündungen vermehrt gebildet. Es gilt also herauszufinden, ob ein Infektionsherd besteht und wenn nicht, was die chronische Entzündung hervorruft. In der Praxis hat sich ergeben, dass viele Frauen, die nicht an blutungsbedingtem Eisenmangel litten, diesen verhindern konnten, indem sie ihre Nahrung entsprechend dem IgG-Befund umstellten und die unverträglichen Nahrungsmittel (Typ-3-Allergie) nicht mehr konsumierten. Dadurch eliminierten sie die wichtigen Entzündungsquellen, und Hepcidin wurde weniger gebildet, was zu normalen Eisenspiegeln führte.

Lebensmittel haben in erster Linie die Aufgabe, unserem Körper sechs Nährstoffgruppen sowie Wasser zuzuführen, damit er leistungsfähig und gesund bleibt. Nahrungsaufnahme unterteile ich generell in Essen und Verpflegen. Sie wird zum Essen, wenn Lebensmittel, Qualität und Atmosphäre stimmig sind, wenn der Mensch die Nahrung bewusst und zeitlich ausgedehnt zu sich nimmt und sie »spürt«. Wenn man beim Anblick eines schön angerichteten Tellers ins Schwärmen gerät, und wenn der Körper spätestens nach dem ersten Bissen beginnt, seine Glückshormone auszuschütten, dann mutieren die Lebensmittel zu einem »Mittel zum Leben«. Der Verdauungsvorgang findet dann die beste Voraussetzung für eine optimale Verwertung der Speisen.

Verpflegen heißt für mich, dem Körper Nahrung zuführen, um dadurch seine Funktionen mehr oder weniger zu gewährleisten. Die Seele bleibt dabei meistens auf der Strecke. Denken wir doch zum Beispiel an die heute modernen Business Lunches. Während der Nahrungsaufnahme werden geschäftliche Dinge erörtert, die vielfach auch negative Themen beinhalten. Eine Verpflegung also, mit zusätzlichen emotionalen Belastungen, die sich auch auf den Verdauungsvorgang entsprechend auswirken. Ich erinnere mich noch oft an die Zeit beim Militär. Irgendwann kam während einer Nachtübung der Befehl: »Übung unterbrechen, Verpflegung fassen.« Bei der ersten Station wurden Teigwaren mit einer großen Schöpfkelle auf den Teller geklatscht. Sie sahen aus wie ein überdimensionierter Pudding. Der Küchengehilfe an der zweiten Station begoss das Ganze mit viel Sauce, in der sich einige Fleischstücke befanden, und an der dritten Station wurde der Einfachheit halber der Salat mit seinem Dressing noch obendrauf gekippt. Nach Möglichkeit aß ich am liebsten unter einer Lichtquelle, um lebende oder nichtlebende Fremdkörper, die sich meistens im Salat befanden, frühzeitig zu entdecken. Ein solches Prozedere hatte für mich damals schon nichts mit dem Begriff »Essen« zu tun. In späteren Zeiten – und das muss auch gesagt werden – konnte die Militärküche auch mich vielfach überzeugen.

Ob wir nun essen oder uns verpflegen, eines ist ganz wichtig: Wer sich von anderen ohne faktische Hintergründe einreden lässt, was für ihn gut ist und was nicht, und dadurch dauernd überlegt, was gesund ist und was nicht, schadet sich selbst, weil die Lebensfreude darunter leidet (siehe Seite 121).

Jeder Mensch ist einzigartig. Deshalb sind auch sogenannte gesunde Lebensmittel nicht für jeden »gesund«, und Ernährungsempfehlungen müssen individuell abgestimmt sein. Nur so kann die bevorzugte Nahrung mit Freude und Überzeugung zum Wohle des Verdauungstrakts und des Immunsystems eingenommen werden.

Beim Thema Lebensmittelunverträglichkeiten (Allergie Typ 3) ist es sinnvoll, die Umsetzung von Nahrung in Energie etwas genauer unter die Lupe zu nehmen.

Der gesamte Verdauungsvorgang von Mund bis zum Zeitpunkt, wenn der nicht verwertete Rest des Nahrungsmittels den Körper wieder verlässt, dauert 16 bis 24 Stunden. Der Speisebrei verbleibt 2 bis 3 Stunden im Magen, 5 bis 6 Stunden im Dünndarm und 9 bis 16 Stunden im Dickdarm. Die Passage kann aber sehr

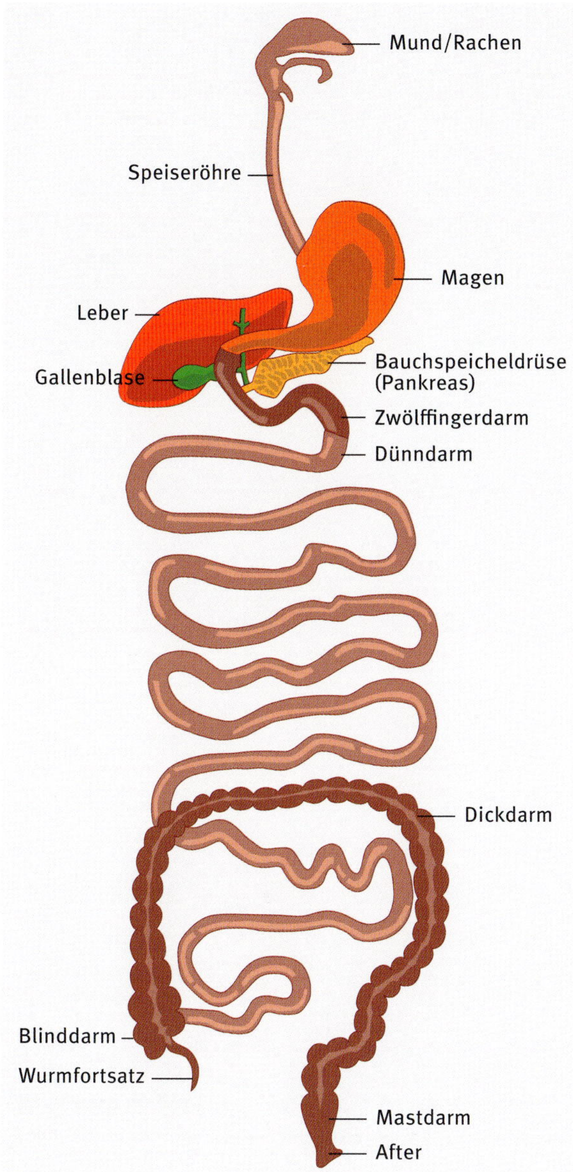

Der Verdauungstrakt: Der Weg von der Aufnahme der Nahrung bis zur Ausscheidung (die gesamte Darstellung der besseren Übersichtlichkeit halber auseinandergezogen).

variieren. So ist sie bei Durchfall verkürzt und bei Verstopfung kann der Stuhl im Mastdarm bis zu 120 Stunden verbleiben. Je länger die Nahrungsreste im Körper verweilen, desto mehr toxische Stoffe, die sich nun einmal in den heutigen Nahrungsmitteln befinden, werden aufgenommen. Somit ist es absolut erstrebenswert, auf einen regelmäßigen Stuhlgang zu achten.

Schauen wir uns den Verdauungsvorgang vom Mund bis zur Ausscheidung in den jeweiligen Schritten an.

Mund/Rachen

Das Geschmackszentrum des Körpers befindet sich im Mund. Durch das langsame Kauen und mithilfe des Speichels beginnt der Verdauungsvorgang. Im Speichel ist das Enzym Amylase enthalten, das die Stärke zu Malzzucker (Maltose) abbaut. Der Speichel wird in der Speicheldrüse produziert und hat fünf Aufgaben: Verdauung einleiten, Abtöten von Bakterien, Mundreinigung, Befeuchten der Nahrung und Lösen von Geschmacksstoffen. Den Zähnen wird dadurch bei der Verdauung eine wichtige Funktion zuteil. Die Zunge kann die vier Geschmacksrichtungen süß, sauer, bitter und salzig sowie die fünfte, nämlich »unami«, den Geschmack von Monosodium-Glutamat registrieren. Geruch und Anblick der Speisen verursachen einen Reflex, die kephal-vagale Phase, eine Einstimmung auf die folgende Magenverdauung. Die Zunge erkennt auch verdorbene Speisen. Sie bewegt beim Kauen die Speisen im Mund hin und her. Durch die Rachenmuskulatur werden sie mittels Schluckbewegungen in die Speiseröhre gepresst und weitertransportiert.

Speiseröhre

Die Speiseröhre ist etwa 25 Zentimeter lang, ein muskulöser Schlauch, der vom Rachen in den Magen führt. Die Speiseröhre ist die engste Stelle im Verdauungstrakt und hat ausschließlich eine Transportfunktion. Am Mageneingang befinden sich spezielle Muskeln, die in der Ruhephase verschlossen sind und dadurch verhindern, dass aggressive Magensäure, die aus dem Magen aufsteigt, die Schleimhäute der Speiseröhre angreift. Während des Schluckvorgangs, wenn der Speisebrei den unteren Speiseröhrenabschnitt erreicht hat, erschlaffen diese Muskeln automatisch. Die Speiseröhre ist nicht so robust ausgekleidet wie der Magen. Sie reagiert extrem auf Magensäure. Wenn der Muskel zwischen Magen und Speiseröhre nicht mehr richtig schließt (Hytushernie) und Magensäure in die Speiseröhre gelangt, können markante Schmerzen auftreten, die wir als Sodbrennen bezeichnen. Bei der Produktion von zu viel Magensäure oder bei einem zu späten Abendessen kann dies auch passieren. Ein Teil des Mageninhalts gelangt wieder zurück in die Speiseröhre. Man spricht dann von einem Reflux. Wird dieser Zustand nicht behoben, besteht die Möglichkeit einer Speiseröhrenentzündung, die chronisch werden kann, woraus dann krebsartige Veränderungen resultieren können.

Bei gewissen Leberproblemen wie Leberzirrhose können infolge Stauung Varizen (Krampfadern) in der Speiseröhre entstehen. Wenn diese oder deren Ursache nicht behandelt werden, können sie platzen und eine lebensbedrohende Form annehmen.

Divertikel sind sackförmige Ausstülpungen der Speiseröhrenwand, die sich durch Störungen beim Schluckakt und durch Druckgefühl hinter dem Brustbein oder im Oberbauch bemerkbar machen. Auch hier kann ein Rückfluss des Nahrungsbreis erfolgen.

Die Speiseröhre liegt in unmittelbarer Nähe zum Herzen. Deshalb kann eine krankhaft veränderte Speiseröhre das Verlaufsbild eines Herzleidens verzerren.

Magen

Der Magen liegt unterhalb des Zwerchfells, hauptsächlich links der Körpermittellinie. In leerem Zustand ist er flach und nimmt nur wenig Platz ein. Er hat ein Füllvolumen von etwa 1,5 Liter und ist unterteilt in den Mageneingang, wo die Speiseröhre in den Magen mündet, den Magengrund, den Magenkörper und den Magenausgang, den sogenannten Pförtner, der Verbindung zum Zwölffingerdarm. Der Magen ist mit der Magenschleimhaut ausgekleidet, die aus vier Schichten besteht: Schleimhautschicht, Bindegewebeschicht mit Nerven und Blutgefäßen, Muskelschicht und einer Schicht, die die Magenwand mit Bauchfell überzieht.

Der Magen knetet die im Mund zerkleinerte Nahrung ein bis fünf Stunden mit seiner starken Muskulatur durch und vermischt sie mit körpereigener Salzsäure aus den Magendrüsen und verschiedenen Verdauungsstoffen (Enzymen). Er transportiert den Nahrungsbrei weiter zum Zwölffingerdarm. Damit Magensäure produziert werden kann, ist Kochsalz notwendig, das mit der Nahrung aufgenommen wird. Die sogenannten Belegzellen produzieren zudem einen Faktor, damit der Körper aus dem Dünndarm Vitamin B12 aufnehmen kann. Pro Tag werden ungefähr drei Liter Magensaft produziert, der vorwiegend aus Wasser, Schleim, Enzymen, Salzsäure und Salzen besteht.

Funktionen des Magens:

- Speicher für aufgenommene Nahrung
- Erwärmung der Nahrung
- Durchmischung der Nahrung
- Weiterbeförderung des Nahrungsbreis

- Einleitung der Eiweißverdauung (zum Beispiel Fleisch, Fisch, Hülsenfrüchte) mittels Verdauungsstoffen (Pepsine)
- Schutzfunktion, das heißt, die Salzsäure vernichtet schädliche Bakterien, die mit der Nahrung aufgenommen werden.

Damit die Magenwand von der Salzsäure nicht angegriffen wird, bildet der Magen einen entsprechenden Schleim. Wenn Teile der Magenwand durch diesen Schleim nicht geschützt werden, wird sie dort durch die Säure geschädigt, und es können Magengeschwüre entstehen. An ein Magengeschwür denkt man vielfach, wenn Magenschmerzen bei leerem Magen auftreten, nach dem Essen jedoch verschwinden. Das hat damit zu tun, dass die Magenfalten bei ungefülltem Magen am Ort des Defekts scheuern.

Der Magen ist, wie beschrieben, ein wichtiges Verdauungsorgan. Der Ausspruch: »Es liegt mir etwas auf dem Magen«, wird oft verwendet, wenn man »psychisch« etwas nicht »verdauen« kann.

Bauchspeicheldrüse (Pankreas)

Die Bauchspeicheldrüse ist etwa 16 Zentimeter lang und liegt hinter dem Magen auf der Höhe des ersten bis dritten Lendenwirbels. Die Bauchspeicheldrüse besteht aus zwei unabhängig voneinander arbeitenden Teilen, die aussehen wie ein Körper mit Kopf und Schwanz. Aus diesem Grund spricht man auch vom Pankreaskopf und vom Pankreasschwanz. Der größte Teil der Zellen dieses Gebildes produziert Enzyme zur Verdauung. Etwa 4 Prozent stellen Hormone her, zum Beispiel Insulin oder Glukagon, die in kleinsten Mengen an das Blut abgegeben werden.

Die Bauchspeicheldrüse produziert täglich ungefähr drei Liter Bauchspeichel. Die darin enthaltenen Enzyme beginnen mit der Zerlegung der mit der Nahrung aufgenommenen Kohlenhydrate, Fette und Eiweiße im Zwölffingerdarm. Zudem neutralisiert der Bauchspeichel die Salzsäure aus dem Magen, damit sie den Zwölffingerdarm nicht zerstört (siehe Seite 56).

Leber

Die Leber ist das zentrale Stoffwechselorgan. Sie baut Stoffe ab, baut sie um und auf und speichert sie bei Bedarf. Sie könnte somit als Baustelle, Recyclinganlage, Lagergebäude, Reparaturwerkstatt und Konstruktionsbetrieb bezeichnet werden. Sie ist etwa 1,5 Kilogramm schwer und erledigt über 500 unterschiedliche Arbeiten. Unter anderem produziert sie die Gallenflüssigkeit, die wir für den Stoffwechsel, den Abbau von Fetten, brauchen. Sie ist auch ein wichtiges Entgiftungslabor, das Giftstoffe, Medikamentenrückstände, Stoffwechselabfälle und Alkohol abbauen muss. Außerdem ist sie mitverantwortlich für den Erhalt einer konstanten Körpertemperatur. Die Leber bildet wichtige Enzyme, durch deren Bestimmung man Leberkrankheiten, aber auch einen Herzinfarkt diagnostizieren kann. Durch eine Überbelastung kann sie Schaden nehmen. Die Leber liegt im rechten Oberbauch direkt unter dem tastbaren Rippenbogen.

Gallenblase

Die Gallenblase ist eine Art birnenförmiger »Luftballon«, der sich unter der Leber befindet. Sie ist etwa 10 bis 12 Zentimeter groß und dient ausschließlich als Sammelbehälter für die Gallenflüssigkeit, die von der Leber produziert wird. Die Gallenblase kann etwa 50 Milliliter eingedickte Gallenflüssigkeit speichern. Durch Reflexe, die bei der Nahrungsaufnahme entstehen, zieht sich die Gallenblase zusammen und schüttet die Gallenflüssigkeit über einen Gang in den Zwölffingerdarm aus.

Zwölffingerdarm

Der Zwölffingerdarm ist 25 bis 30 Zentimeter lang – also die Breite von 12 Fingern – und gehört eigentlich zum Dünndarm. Die Gallenflüssigkeit aus der Leber und der Gallenblase sowie der Bauchspeichel aus der Bauchspeicheldrüse werden über spezielle Gänge in den Zwölffingerdarm geleitet. Diese Sekrete werden bei Kontakt mit dem vorverdauten Speisebrei ausgeschüttet.

Dünndarm

Der Dünndarm besteht aus zwei Abschnitten: dem Leerdarm (Jejunum) und dem Krummdarm (Ileum). Zusammen haben sie die Aufgabe, die Nahrung so aufzuspalten und umzuwandeln, dass sie vom Körper aufgenommen (resorbiert) werden kann. Gleichzeitig transportiert er den Speisebrei in Richtung Dickdarm. Dabei ziehen sich die einzelnen Darmabschnitte zusammen und erschlaffen wieder. Dadurch wird der Speisebrei durchmischt. Eine wellenförmige Bewegung (Peristaltik) fördert diesen zum Dickdarm weiter. Über die Dünndarmwände werden die vorbereiteten Nährstoffe, die sich in den Lebensmitteln befinden, den verschiedenen Stoffwechseln zugeführt. Die Dünndarmschleimhaut mit ihren Zotten erfüllt dabei eine wichtige Funktion.

Dickdarm

Die Länge des Dickdarms beträgt etwa 1,5 Meter. Er beginnt mit dem Blinddarm, verläuft aufsteigend vom Unterbauch der rechten Körperhälfte unter die tastbaren Rippen, dann quer auf die linke Körperseite und absteigend zum Körperausgang. Er endet mit dem Schließmuskel am Ende des Mastdarms (Darmausgang). Oberhalb des Blinddarms mündet der Dünndarmabschnitt »Krummdarm« in den Dickdarm. Der Dickdarm ist wesentlich kürzer als der Dünndarm, hat aber einen größeren Durchmesser. Die Schleimhaut des Dickdarms unterscheidet sich ebenfalls wesentlich von derjenigen des Dünndarms.

Der Dickdarm ist für den Transport der Fäkalien mittels Peristaltik verantwortlich. Er entzieht dem nicht verwerteten Nahrungsrest das Wasser und führt es zusammen mit den übrig gebliebenen Salzen wiederum dem Körper zu. Er dickt somit den Stuhl ein. Der Dickdarm produziert mithilfe von Bakterien Vitamin K, das zur Blutgerinnung benötigt wird.

Wie läuft ein Verdauungsvorgang zeitlich ab?

Nehmen wir einmal an, wir beginnen den Tag mit dem Frühstück um sieben Uhr.

7.00 Der Speisebrei befindet sich im Magen und bleibt etwa 1 bis 2 Stunden dort.

11.00 Die Nahrung befindet sich vor dem Dickdarm, sie hat den größten Teil des Dünndarms passiert.

12.00 Das Mittagessen wird eingenommen (Magen), der Speisebrei des Frühstücks hat den Eingang des Dickdarms passiert.

16.00 Das Frühstück befindet sich im quer liegenden Dickdarm, das Mittagessen schließt an.

18.00 Das Abendessen befindet sich im Magen. Frühstück und Mittagessen sind im Dickdarm.

23.00 Das Frühstück wurde vor vier Stunden ausgeschieden, das Mittagessen befindet sich am Ende, das Abendessen am Eingang des Dickdarms.

6.00 Mittag- und Abendessen stehen vor der Ausscheidung.

7.00 Der Magen bekommt das Frühstück, die Nahrung des Vortags ist ausgeschieden.

Was haben Hormone mit dem Verdauungssystem zu tun?

Auch die Verdauung ist auf Hormone angewiesen. Zwei davon werden in der Bauchspeicheldrüse gebildet und wirken auf den Blutzuckerspiegel ein. Während das eine, das Glukagon, den Zucker im Blut steigert, verringert das andere, das Insulin, diesen Ablauf. Damit nichts »aus dem Ruder läuft«, gibt es noch ein weiteres Hormon, das die Aufgabe des Kontrolleurs übernimmt.

Zwei Hormone, die im Pankreas (Bauchspeicheldrüse) gebildet werden, haben direkt mit der Verdauung zu tun.

- **Glukagon steigert den Blutzuckerspiegel durch erhöhte Glukose-/Glykogenumwandlung in der Leber. Der Körper braucht Glukose zur Energiegewinnung. Glukose (Traubenzucker) kann bis zu einer gewissen Menge von der Leber als Glykogen gespeichert werden, um bei einem Abfall des Blutzuckerspiegels wieder als Glukose zur Verfügung zu stehen.**
- **Insulin schafft die Glukose, die sich im Blut befindet, in die Zellen. Es ist gewissermaßen ein Türöffner, der die Glukose in die Zelle eintreten lässt, damit sie dort zur Energiegewinnung verbrannt werden kann. Gleichzeitig senkt sich dadurch der Blutzuckerspiegel. Das Hormon Adrenalin bremst bei Bedarf die Insulinausschüttung.**

Glukagon und Insulin sind sogenannte Antagonisten (Gegenspieler). Das eine Hormon (Glukagon) steigert den Blutzuckergehalt, das andere (Insulin) verringert ihn. Zusammen schaffen sie einen optimalen, den jeweiligen Anforderungen entsprechenden Ausgleich. Kontrolliert wird ihre Aufgabe von einem weiteren Hormon, dem Somatostatin.

Die Zuckerkrankheit oder Diabetes mellitus kennen wir als Typ I und als Typ II, der sogenannte Altersdiabetes. Während beim Typ I das Fehlen des Insulins aus der Bauchspeicheldrüse der Grund ist, sind beim Typ II die Anzahl der Zellrezeptoren (»Empfangseinrichtungen«), an die sich das Insulin binden muss, herabgesetzt oder vermindert ansprechbar. Deshalb kann der Traubenzucker im Blut nur in geringeren Mengen in die Zellen gelangen und steigt demzufolge im Blut an.

Der Begriff Altersdiabetes bei Diabetes Typ II stimmt so nicht mehr. Es wird von Kindern berichtet, die bereits mit sieben Jahren unter Diabetes Typ II leiden.

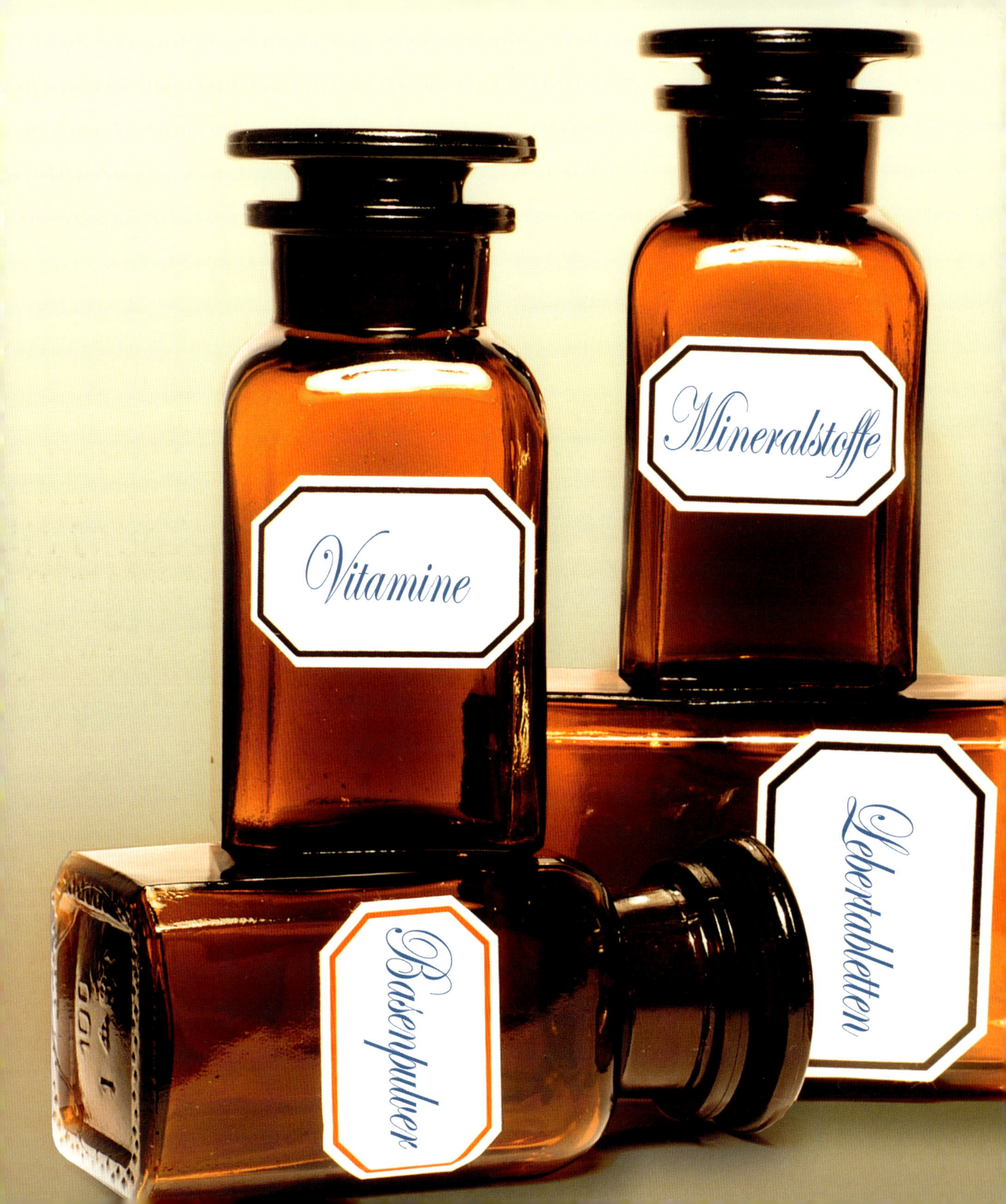
Mineralstoffe
Vitamine
Lebertabletten
Basenpulver

Wie teste ich eine Allergie Typ 3 oder Lebensmittelunverträglichkeit?

Wie werden Lebensmittelallergien Typ 3 nachgewiesen?

Bei der Typ-3-Allergie gegen Lebensmittel handelt es sich um ein entzündliches Geschehen, das unerkannt chronischen Charakter annimmt. Als Nachweisindikation kommen also nur solche infrage, die an diesem entzündlichen Geschehen entweder beteiligt sind oder es beschreiben können.

Rufen wir uns noch einmal den Ablauf einer solchen entzündlichen Reaktion ins Gedächtnis.

Hierbei sind mehrere Komponenten beteiligt:

- Das Antigen, in unserem Fall ein Nahrungsmittel oder ein Nahrungsmittelbestandteil.
- Die Immunzellen, die das Nahrungsmittel erkennen und den Befehl geben, es zu zerstören.
- Der Antikörper, der es markiert und fixiert und damit sichtbar macht für die sogenannten Fresszellen oder Phagozyten. Dies sind in der Regel neutrophile Leukozyten, die im Blut schwimmen.

Zur Testung eignet sich das Antigen selbst nicht, da es so oder so im Körper ist, nachdem es gegessen wurde, ob es nun eine Reaktion hervorruft oder nicht. Die Immunzellen des Darms, die die Reaktion einleiten, eignen sich ebenso wenig, da diese darmständig und für eine Analyse nicht zugänglich sind. Bleiben die Antikörper und die Fresszellen, auf denen deshalb auch die unterschiedlichen Nachweisverfahren beruhen.

Im Blutkreislauf schwimmen eine Menge Antikörper herum, die darauf warten, auf ein für sie passendes Antigen, also Fremdmolekül zu treffen. Solange kein Antigen eindringt, sind diese Antikörper vollkommen inaktiv und ungefährlich. Ebenso schwimmen zahlreiche neutrophile Leukozyten im Blut und lauern auf markierte Antigene, um sie zu fressen. Unmarkiert erkennen die Neutrophilen nämlich keine Antigene und lassen alle unmarkierten Moleküle vorbeifließen. Sie sind quasi blind.

Tritt ein Antigen in den Organismus ein, gegen das eine allergische Reaktion des Typs 3 vorliegt, wird dieses Antigen durch das entsprechend spezifische, also gegen das Antigen gerichtete IgG gebunden und markiert. Damit wird das Antigen erst sichtbar für die Phagozyten (Fresszellen), die nun mit ihrer Arbeit beginnen können und den Antigen-Antikörper-Komplex zerstören.

Das zu messende IgG muss also die Fähigkeit haben, das Antigen zu erkennen, zu binden und es für die Phagozyten sichtbar zu machen. Diesen Vorgang nennt man Opsonierung.

IgG4 ist das einzige IgG, das diese Eigenschaft nicht hat, und scheidet daher als Testsubstanz für die Typ-3-Allergie aus. Als bewährt hat sich das spezifische Gesamt-IgG erwiesen.

Nachweis der Aktivierung der Neutrophilen

Es haben sich einige Verfahren am Markt etabliert, die diese Variante des Nachweises einer Typ-3-Allergie benutzen. Dabei macht man sich zunutze, dass die neutrophilen Leukozyten ihre Form verändern und sich aufblähen, wenn sie in Kontakt mit markierten Antigenen kommen. Zunächst wird ein Blutbild gemacht. Die genauen Abmessungen und die Form der neutrophilen Leukozyten wird gemessen und gespeichert. Diese Messung gilt als sogenannte Nullmessung oder Referenzmessung für den jeweiligen Patienten. Anschließend pipettiert man das Blut in kleine Kavitäten, in denen sich jeweils ein Extrakt eines Nahrungsmittels befindet. Enthält das Blut spezifische Antikörper gegen das betreffende Nahrungsmittel, so heften sich die Antikörper an die fixierten Nahrungsmittel und machen sie so sichtbar für die sich in der Kavität befindlichen Neutrophilen, die dann damit beginnen, den Komplex zu zerstören. Dabei verändern die Neutrophilen Größe und Form. Nach einer gewissen Einwirkzeit wird dann von jeder Kavität noch einmal ein Blutbild gemacht und mit der Referenzmessung verglichen. Besteht ein signifikanter, also bedeutender Unterschied zwischen beiden Messungen, gilt das als Beweis für eine Nahrungsmittelallergie vom Typ 3.

Von der Theorie her ist das schlüssig und logisch. Allerdings bestehen einige methodische Probleme, die zu fälschlichen Resultaten führen können. Es handelt sich hier um einen sogenannten funktionellen Test, der die Fähigkeit von lebenden Zellen ausnutzt, um eine Aussage zu treffen. Gerade darin liegt aber auch das Problem.

Labormediziner wissen, dass sich ein Blutbild verändert je nach dem Zeitabstand von der Blutentnahme. Mit zunehmender Zeit und Alterung außerhalb des Blutkreislaufs blähen sich die neutrophilen Leukozyten auf. Dies bedeutet für diese Analyse, dass der Unterschied und die Sensitivität zwischen Referenzmessung und Testmessung sich verringern kann oder kaum noch nachweisbar ist. Die kritische Zeit liegt etwa bei 6 Stunden. Danach beginnen sich die Zellen zu verändern. Nach 24 Stunden ist eine Interpretation als kritisch zu betrachten. Praktisch heißt das, dass diese Methode gute Werte liefert, wenn das Blut frisch ist. Sie ist nicht für den Postversand geeignet.

Ein weiteres Problem kann sowohl eine begleitende Infektion oder eine medikamentöse Therapie sein, die die Funktion der neutrophilen Leukozyten beeinflussen. Hier ist sowohl eine Überaktivierung als auch eine Unterdrückung der Aktivität möglich. Beides führt zu nicht reproduzierbaren oder fälschlichen Ergebnissen. Der Patient muss also gesund sein und darf möglichst mindestens eine Woche keine Medikamente eingenommen haben. Dies ist gerade bei der Zielgruppe, nämlich chronisch Kranken, oft nicht zu realisieren.

Zusammenfassend kann man also sagen, dass die Methode vom wissenschaftlichen Standpunkt den Erfordernissen genügt, praktisch aber zu vielen Einschränkungen unterliegt, um sichere und korrekte Ergebnisse zu liefern.

IgG-Testung mittels ImuPro-Test

Haupteffektor bei der Typ-3-Allergie ist das spezifische IgG, das gegen ein bestimmtes Nahrungsmittel gerichtet ist. Wie oben beschrieben, bedarf es eines IgG, das das Antigen so markiert, um es für Phagozyten sichtbar zu machen.

Besteht beim Patienten eine Nahrungsmittelallergie vom Typ 3, so befinden sich in seinem Blutkreislauf entsprechende spezifische IgG gegen das betreffende Nahrungsmittel. Dies ist jedoch nicht relevant, solange das Nahrungsmittel nicht gegessen wird. Das IgG selbst macht nicht krank. Erst beim Genuss des Nahrungsmittels tritt die Abwehrreaktion ein. Deshalb ist es der ideale Testmarker für diesen Allergietyp. IgG ist meist in genügender Menge im Blut vorhanden, wenn eine Allergie vorliegt, und ist leicht zu gewinnen.

Im Vergleich zu der oben beschriebenen Verfahrensvariante des Nachweises einer Typ-3-Allergie steht IgG eine Stufe höher in der Reaktionskaskade. IgG ist also für die Aktivierung der neutrophilen Leukozyten absolut notwendig. IgG besitzt aber erhebliche Vorteile gegenüber diesem Verfahren. IgG sind sehr stabil und sogar ungekühlt eine Woche haltbar, ohne dass das Ergebnis verfälscht wird. Das entnommene Blut kann also in diesem Fall ohne Bedenken auf dem Postweg versandt werden.

Da es sich hier nicht um eine funktionelle Messung handelt, bestehen auch keinerlei Interferenzen oder Störungen durch begleitende Infekte oder die meisten Medikamente. Da IgG eine Halbwertszeit von etwa drei Wochen hat, kann der Test sogar bei Patienten durchgeführt werden, die unter immunsuppressiver Therapie sind, sofern diese nicht länger als drei Wochen besteht.

Als Einschränkung für die Bestimmung des IgG muss allerdings die sogenannte Agammopathie, also die Unfähigkeit zur Bildung dieser Antikörper, als auch die sogenannte monoklonale Gammopathie, das ist eine Krankheit, bei der eine ganz bestimmte Form von IgG-Antikörper gebildet wird, genannt werden. Beim Vorliegen eines dieser Leiden ist von einer Testung abzusehen, weil in den allermeisten Fällen dann keine Reaktionen festzustellen sind.

Ein Faktor, der die Güte des Ergebnisses beeinflussen kann, ist die Art der Blutentnahme. Grundsätzlich ist die venöse Punktierung zu bevorzugen. Hierbei lässt sich ausreichend Blut entnehmen. Bedenklich ist die Entnahme von Kapillarblut aus der Fingerkuppe. Diese ist zwar praktisch von jedem überall durchführbar, birgt aber größere qualitative Probleme in sich. Zum Ersten ist die Menge Blut, die aus einer Fingerkuppe zu entnehmen ist, beschränkt. Um den Blutfluss zu steigern, wird dann herumgedrückt und gequetscht. Dabei wird leider eine Menge Zellwasser aus dem Fingergewebe mit herausgepresst, sodass sich die Konzentrationen der IgG von Blutentnahme zu Blutentnahme merklich unterscheiden können und die Güte der Resultate beeinträchtigen. Daher sollte möglichst auf diese Art der Blutentnahme verzichtet werden.

Zum Nachweis einer Allergie Typ 3 hat sich, im Vergleich zum Verfahren des Nachweises der Aktivierung von Neutrophilen, die bei der Reaktion höher stehende Testvariante IgG als stabiler und sicherer gezeigt. Das Blut kann demzufolge problemlos mit der Post verschickt werden. Störungen durch begleitende Infekte und die meisten Medikamente sind beim ImuPro-Test nicht zu befürchten.

Der Ablauf des Testverfahrens

Das Testverfahren, das zur Bestimmung der IgG-Antikörper benutzt wird, heißt ELISA (Enzyme link Immunosorbent Assay). Dies ist eine bewährte immunologische Methode, die auch zur Bestimmung anderer serologischer Tests eingesetzt wird.

In unserem Fall wird das Antigen, also ein proteinreicher Lebensmittelextrakt in einer Kavität, einem Teströhrchen aus Plastik, gebunden. Dabei wird jedes Nahrungsmittel in eine eigene Kavität gegeben. Aus praktischen Gründen verwendet man sogenannte Mikrotiterplatten, Plastikplatten mit 96 solcher Kavitäten. Fünf Kavitäten sind jeweils für Standards, das sind Eichlösungen, bestimmt, mit denen nachher die Konzentration des jeweiligen IgG gegen die Nahrungsmittel errechnet werden kann.

Eine genaue Menge des aufbereiteten und verdünnten Patientenserums wird dann in alle Kavitäten, die Nahrungsmittelextrakte enthalten, eingefüllt. Befinden sich im Blut des Patienten Antikörper, die gegen Nahrungsmittel gerichtet sind, heften sich diese an die in den Kavitäten fixierten Nahrungsmittel, und zwar nur an die Nahrungsmittel, gegen die sie gerichtet sind. Nach Ablauf der Inkubationszeit (Zeit zwischen dem Kontakt und der Reaktion) werden die Platten gewaschen und die darin befindliche Flüssigkeit entfernt. Übrig bleiben nur die an der Platte anhaftenden Antikörper. Anschließend gibt man einen zweiten Antikörper, diesmal in jede Kavität auch die der Standards. Dieser Antikörper hat die Eigenschaft, dass er nur humane IgG-Antikörper erkennt. Er haftet sich also nur an die IgG, die sich mit einem Nahrungsmittel verbunden haben und auf die Standards. Die nicht markierten Nahrungsmittel greifen diesmal nicht mehr in die Reaktion ein. Zudem ist der benutzte Antikörper mit einem Enzym markiert. Nach einer gewissen Einwirkzeit wird die Flüssigkeit wiederum entfernt und die Platte erneut gewaschen. Jetzt befindet sich also ein Komplex aus Nahrungsmittelantigen, IgG-Antikörper aus dem Blut und gegebenenfalls ein markierter Anti-IgG-Antikörper in den Kavitäten.

Um diese Komplexe sichtbar zu machen, setzt man ein sogenanntes Substrat zu; das ist eine Substanz, die mit dem Enzym des markierten Antikörpers reagiert und dabei eine Farbe erzeugt. Die Intensität der Farbe ist proportional zu der Menge des gebildeten Komplexes, der wiederum proportional der im Blut vorhandenen Menge IgG gegen das jeweilige Nahrungsmittel ist. Mithilfe der Eichkurve kann man jetzt die genaue Konzentration jedes spezifischen IgGs errechnen. Durch Zugabe einer Stopplösung wird die Reaktion beendet und stabilisiert. Anschließend wird die Platte mit einem eigens dafür konzipierten Lesegerät gemessen.

Beim ImuPro300 braucht man für diese Messung drei Platten für einen Patienten, das heißt, für einen Patienten muss ein Techniker, inklusive der Probenvorbereitung, insgesamt 1152-mal pipettieren. Daher beträgt die maximal durchführbare Anzahl pro Tag pro Techniker nur 20 Patientenproben.

Das Testverfahren für den ImuPro-Test stellt eine Methode dar (ELISA = Enzyme Link Immunosorbent Assay), die auch zur Bestimmung anderer Bluttests wie den Nachweis von Antikörpern gegen AIDS-Viren, Tumoren und Hormonen eingesetzt wird.

Beim ImuPro300, dem Standardtest, werden 273 Nahrungsmittel geprüft. Dabei wird jedes einzelne Nahrungsmittel in ein Röhrchen (Kavität), das in eine Platte eingelassen ist, gegeben. Befinden sich im Blut des Patienten gegen Nahrungsmittel gerichtete Antikörper, heften sie sich an die an der Kavität fixierten Nahrungsmittel, und zwar nur an die Nahrungsmittel, gegen die sie gerichtet sind.

Qualitätsmerkmale eines IgG-Tests

Es gibt mehrere Kriterien für die Güte eines solchen Tests.

Ein wichtiges Kriterium ist die Herstellung des Antigens. Hier unterscheiden sich Hersteller beträchtlich. Das beginnt bei der Auswahl der Nahrungsmittel, über die Extraktionstechnik, Konzentration und Haltbarkeit. Wenn diese Prozesse nicht standardisiert ablaufen, kommt es von Zubereitung zu Zubereitung zu unterschiedlichen Extrakten, worunter der Standard des Tests leidet. Auf Verlangen müsste der Hersteller offenlegen, wie seine unterschiedlichen Chargen zueinander reagieren.

Ein weiteres Kriterium ist, ob ein Testsystem nur in einem Labor oder in mehreren Labors durchgeführt wird. Es gibt Anbieter, die alle Proben aus der ganzen

Welt in einem einzigen Labor zentralisieren und bearbeiten. Diese zumeist in den USA befindlichen Firmen entziehen sich damit jeglicher externer Qualitätskontrolle. Eine Begutachtung der Richtigkeit oder Reproduzierbarkeit der Resultate ist dem Patienten und dem betreuenden Arzt nicht möglich. Dies hat auch eine 2007 durchgeführte Untersuchung in den USA erbracht (siehe Literatur) Den betroffenen Labors wurden verdeckt anonym drei Proben geschickt, die allesamt vom gleichen Patienten stammten. Untersucht wurde die Richtigkeit und Reproduzierbarkeit der Untersuchung. Theoretisch hätte jedes Mal dasselbe Ergebnis rauskommen müssen. Dabei schnitten alle untersuchten Labore mangelhaft ab. Bei zweien waren die Ergebnisse katastrophal.

Ein Testsystem, das in mehreren Ländern in Europa und Übersee eingesetzt wird, muss entsprechende Qualitätsnachweise liefern, um zugelassen zu werden. Dies stellt auf jeden Fall ein Gütemerkmal dar. Zudem sollten alle Labors an Ringversuchen, ähnlich dem Vorgehen, wie es für alle anderen Testverfahren üblich ist, teilnehmen. Auch diese Daten müssten auf Verlangen vom Hersteller lieferbar sein.

Wie schon oben beschrieben, ist auch die Gewinnung des zu untersuchenden Bluts von entscheidender Bedeutung. Reproduzierbare Ergebnisse erhält man nur von Serumproben, die der Armvene entnommen werden. Blut aus der Fingerkuppe ist nicht geeignet.

Ablauf des Testverfahrens mit dem ImuPro-Test

Eine einfache und überzeugende Sache: Sie entscheiden sich – allenfalls mithilfe der Spezialisten –, ob Sie den Standardtyp ImuPro300 durchführen lassen wollen oder eine andere Version bevorzugen.

Sie bestellen ein Testkit. Darin enthalten sind:

- Eine genaue Anleitung, wie Sie vorgehen müssen.
- Blutentnahmeröhrchen vom System Monovette oder allenfalls auch Vacutainer. Je nach Testtyp, zusätzlich ein Stuhlentnahmeröhrchen.
- Ein Anamnesebogen, den Sie mit den persönlichen Daten vervollständigen und dem Arzt bei der Blutentnahme aushändigen.
- Ein adressiertes Couvert, um die Probe direkt ans Labor zu schicken.

Sie entscheiden, in welcher Arztpraxis Sie sich fünf Milliliter Venenblut (unzentrifugiertes Serum) entnehmen lassen wollen.

Nach dem Absenden der Blutprobe ins Labor dauert es etwa zehn Tage, bis Sie eine umfangreiche Dokumentation erhalten.

In der Zwischenzeit wird im Labor eine recht aufwendige Untersuchung Ihres Blutes durchgeführt. Jedes einzelne der bis zu 273 verschiedenen Lebensmittel wird mit Ihrem Blut zusammengeführt. Nach verschiedenen Arbeitsschritten zeigt sich, bei welchem Lebensmittel Ihr Immunsystem eine Antikörperreaktion zeigt. Das heißt, Sie vertragen dieses Nahrungsmittel nicht, eine Allergie Typ 3 ist vorhanden. Gleichzeitig wird die Stärke der entsprechenden Reaktion aufgezeigt.

Nun vereinbaren Sie mit dem Therapeuten einen Termin. Es ist sinnvoll, sich persönlich zu treffen. Falls das nicht möglich ist, reicht auch ein telefonischer Kontakt.

Sie werden nun anhand Ihrer individuellen Resultate beraten und betreut. Auch wenn es zuerst einmal »hoffnungslos« aussehen sollte, es gibt unzählige Möglichkeiten und Tricks, wie Sie Ihr Essverhalten anpassen können. Für alle unverträglichen Lebensmittel gibt es meist viel mehr Alternativen, als Sie sich vorstellen können. Und, wie heißt es doch so schön: »Es wird nicht so heiß gegessen, wie es gekocht wird.« Bei der

Name : MAX MUSTERMANN **Geburtsdatum : 01.01.1960**
Datum : 13.01.2009 **Testnummer : 11293** **Nahrungsmittel mit Reaktion:43**

GEMÜSE	1	2	3	4
Artischocke				
Aubergine				
Bambussprossen	■			
Bleichsellerie				
Blumenkohl				
Brokkoli				
Chili Cayenne				
Chili Habanero				
Chili Jalapeno				
Chinakohl				
Fenchel				
Grünkohl				
Gurke				
Karotte				
Kartoffel				
Kohlrabi				
Kürbis				
Lauch				
Mangold				
Muskraut				
Okra-Schote				
Olive				
Paprikaschote				
Pastinake				
Radieschen				
Rosenkohl				
Rote Beete				
Rotkohl	■	■	■	
Sellerie				
Spargel				
Spinat				
Steckrübe				
Tomate				
Weißkohl				
Wirsing				
Zucchini	■	■		
Zwiebel				
HÜLSENFRÜCHTE				
Bohne dicke				
Bohne grüne				
Erbse grüne				
Kichererbse				
Linse				
Mungo-Bohne				
Sojabohne				

MILCHPRODUKTE	1	2	3	4
KUHMILCH UND -PRODUKTE				
Hellim*	■			
Kefir*	■			
Kuhmilch*	■	■	■	
Labkäse* (Kuh)	■			
Milch gekocht*	■			
Ricotta*	■			
Sauermilchprodukte*	■	■	■	■
MILCH UND -PRODUKTE ANDERER TIERE				
Kamelmilch				
Schafsmilch, -käse				
Stutenmilch				
Ziegenmilch, -käse				

OBST UND FRÜCHTE	1	2	3	4
FRISCHES OBST				
Ananas	■			
Apfel				
Aprikose				
Banane				
Birne				
Blaubeere				
Brombeere				
Cranberry				
Erdbeere				
Feige	■			
Granatapfel				
Grapefruit				
Guave				
Himbeere				
Honigmelone				
Johannisbeere				
Kaktusfeige				
Kirsche	■			
Kiwi	■			
Limette				
Litschi				
Mandarine				
Mango				
Mirabelle				
Nektarine				
Orange				
Papaya				
Pfirsich				
Pflaume				
Preiselbeere				
Quitte				
Rhabarber				
Sanddorn				
Stachelbeere				
Traube/Rosine				
Wassermelone				
Zitrone				
TROCKENOBST				
Dattel				
ÖLHALTIGE FRÜCHTE				
Avokado				

NÜSSE UND SAMEN	1	2	3	4
Cashewkern				
Erdnuss*	■			
Haselnuss				
Kakaobohne*				
Kokosnuss				
Kürbiskerne				
Leinsamen				
Macadamia-Nuss				
Mandel	■	■	■	■
Mohn	■	■	■	
Paranuss				
Pinienkerne				
Pistazie				
Sesam				
Sonnenblumenkerne				
Walnuss				

*sollten aus ernährungstherapeutischer Sicht nur eingeschränkt genossen werden
1= schwach; 2 = gemäßigt; 3 = stark; 4 = sehr stark

Name : MAX MUSTERMANN **Geburtsdatum : 01.01.1960**
Datum : 13.01.2009 **Testnummer : 11293** **Nahrungsmittel mit Reaktion:43**

GEWÜRZE UND KRÄUTER	1	2	3	4
Alfalfa				
Anis				
Bärlauch				
Basilikum				
Bohnenkraut				
Dill				
Gartenkresse				
Ingwer				
Kapern				
Kardamom				
Kerbel				
Knoblauch	■	■	■	
Koriander				
Kreuzkümmel				
Kümmel				
Lavendel				
Liebstöckel				
Lorbeerblatt				
Majoran				
Meerrettich				
Muskatnuss				
Nelke				
Oregano				
Paprika, Gewürz	■	■	■	
Petersilie				
Pfeffer, schwarz				
Pfeffer, weiß				
Piment				
Rosmarin				
Safran				
Salbei				
Schnittlauch				
Senfkorn				
Thymian				
Vanille	■	■	■	
Wacholder				
Zimt				
Zitronenmelisse				

FLEISCH	1	2	3	4
SCHLACHTFLEISCH				
Kalbfleisch	■	■		
Lamm	■	■	■	■
Rind				
Schweinefleisch*	■	■	■	
Ziegenfleisch				
GEFLÜGEL				
Ente				
Gans				
Huhn	■			
Straussenfleisch				
Truthahn/Pute				
Wachtel				
WILD				
Hase	■	■	■	
Hirsch	■	■	■	
Kaninchen				
Reh				
Wildschwein	■	■	■	■

HEFE	1	2	3	4
Bäcker-/ Bierhefe*	■	■	■	■

FISCHE UND MEERESFRÜCHTE	1	2	3	4
FISCHE				
Aal				
Anchovis				
Dorade				
Forelle				
Hai				
Heilbutt				
Hering				
Kabeljau				
Karpfen				
Lachs				
Makrele				
Oktopus				
Pangasius				
Red Snapper				
Rotbarsch				
Sardine				
Schellfisch				
Scholle				
Schwertfisch				
Seebarsch/Wolfsbarsch				
Seehecht				
Seelachs				
Seeteufel				
Seezunge				
Thunfisch				
Zander				
WEICHTIERE				
Austern				
Jakobsmuschel				
Miesmuschel				
Tintenfisch				
SCHALENTIERE				
Garnele	■	■		
Hummer				
Krebsfleisch	■	■	■	■

LEBENSMITTELZUSÄTZE	1	2	3	4
KONSERVIERUNGSSTOFFE				
Benzoesäure* (E211)				
Sorbinsäure* (E200)				
DICKUNGSMITTEL				
Agar-Agar* (E406)				
Carrageen* (E407)				
Guarkernmehl (E412)	■			
Pektin (E440)				
Traganth* (E413)				
Xanthan				
FARBSTOFFE				
Kurkumin* (E100)				

TEE, KAFFEE UND WEIN	1	2	3	4
Brennessel				
Grüner Tee				
Hagebutte				
Kaffee*				
Kamille				
Pfefferminztee				
Rotbuschtee				
Tannin				
Tee schwarz*				

*sollten aus ernährungstherapeutischer Sicht nur eingeschränkt genossen werden
1= schwach; 2 = gemäßigt; 3 = stark; 4 = sehr stark

Beispiel für die zusammenfassende Darstellung der Resultate einer ImuPro-Testung (rechts). Die Testergebnisse liegen zusätzlich auch in detaillierter Form vor. Die Stufen 1, 2, 3, 4 (mit farbigen Balken markiert) in der jeweils zweiten, rechten Spalte zeigen die Stärke der jeweiligen Reaktion auf das betreffende Lebensmittel. 1 = schwach, 4 = sehr stark.

Umstellung der Essgewohnheiten wird auch auf Ihren Tagesablauf Rücksicht genommen. Sie werden während Ihrer Umstellung nach Ihren Wünschen und Bedürfnissen betreut. In gewissen Fällen zeigen sich bereits nach zwei bis drei Wochen positive Veränderungen. Zur weiteren Abklärung kann eine Stuhluntersuchung und/oder eine begleitende Therapie sinnvoll sein, um die Probleme gezielt angehen zu können. Da bei Gesundheitsstörungen verschiedene Ursachen gleichzeitig mitspielen können, hat eine ganzheitliche Betrachtung sehr oft Sinn. Eine Abklärung einer allfälligen Allergie Typ 3 bietet eine sehr gute Basis. Vielfach reicht dies bereits aus, um gesundheitliche Störungen zu beseitigen oder zu lindern. Wenn sich der Patient oder die Patientin an die gegebenen Verhaltensempfehlungen hält, und allenfalls zusätzliche Therapieschritte durchführt, sind die Chancen hoch, eine Normalisierung des Gesundheitszustands zu erreichen.

Symptome, bei denen die Durchführung eines Tests sinnvoll ist

Ein untrügliches Zeichen, dass eine Typ-3-Allergie gegen ein Nahrungsmittel vorliegt, ist die **nächtliche Gewichtszunahme**. Diese Gewichtsschwankungen können sehr beträchtlich sein und kommen keineswegs nur bei Übergewichtigen vor. Jeder, der Gewichtsschwankungen von ein bis zwei Kilogramm über Nacht bei sich beobachtet, kann sicher davon ausgehen, dass er am Vortag etwas gegessen hat, gegen das eine Typ-3-Allergie besteht. Diese Gewichtszunahmen lassen sich weder mit der Menge an aufgenommener Nahrung noch mit dem Salzgehalt der Nahrung erklären. So salzig kann man gar nicht essen, um zwei Kilogramm Wasser zurückzuhalten. Dies ist nur durch eine Entzündungsreaktion möglich. Zwei Liter sind auch genau die Menge, die man nach zwei Tagen schlagartig abnimmt, wenn man seine Ernährung gemäß dem Testergebnis umstellt.

Bei Diäten wird immer empfohlen, sich nur einmal pro Woche zu wiegen, weil man sonst durch die ständigen Gewichtsschwankungen frustriert, obwohl man nicht mehr Kalorien zu sich genommen hat, als die Diät vorgibt. Der Grund liegt darin, dass man sicher nicht viel, wohl aber das Falsche gegessen hat, nämlich ein Nahrungsmittel, gegen das eine Typ-3-Allergie besteht.

Man sollte sich also unbedingt jeden Tag wiegen, dann findet man langfristig heraus, was man essen darf und was nicht. Bei Patienten, die die Ernährungsumstellung gemäß den Testergebnissen richtig durchführen, zeigen sich diese Gewichtsschwankungen nicht mehr. Diese Methode eignet sich auch sehr gut, um zu prüfen, ob man nach einiger Zeit ein Nahrungsmittel wieder verträgt oder nicht. Kommt es nicht mehr zu einer Gewichtszunahme über Nacht, so bedeutet das, dass das Nahrungsmittel keine Entzündung mehr verursacht und es wieder gelegentlich oder in Rotation gegessen werden darf.

Ein weiteres Indiz ist das Auftreten von Symptomen wie Kopfschmerzen, Migräne, Bauchschmerzen, Aufstoßen, Reflux (Rückfluss), Gelenkschmerzen sowie besonderer Müdigkeit einige Stunden nach der Nahrungsaufnahme. Einige Symptome können auch bis zu zwei oder drei Tage anhalten.

Patienten mit chronisch entzündlichen Beschwerden oder Erkrankungen leiden oft an Typ-3-Allergie gegen Nahrungsmittel, die sie täglich essen. Hier ist eine Nahrungsumstellung gemäß den Testergebnissen unbedingt notwendig. Die folgende Tabelle gibt einen Eindruck darüber, welche Beschwerden besonders häufig mit Typ-3-Allergie vergesellschaftet sind.

Symptome bei Allergie Typ 3:

- sämtliche chronisch inflammatorische (entzündliche) Krankheiten ungeklärter Äthiologie (Herkunft)
- chronische Entzündungen: Gelenke, Drüsen, Diabetes, Schilddrüse
- Magen-Darm-Beschwerden aller Art, Morbus Crohn, Zöliakie, Reizdarm
- Hautprobleme – Neurodermitis, Akne, Psoriasis
- Migräne, chronische Kopfschmerzen
- psychische Leiden – Depressionen
- chronische Müdigkeit (CFS)
- Adipositas (Übergewicht), Metabolisches Syndrom (Zuckerstoffwechselstörung im Sinne eines Hyperinsulinismus, mit Fettstoffwechselstörung)
- Hypertonie (hoher Blutdruck)
- Malabsorptionssyndrom (Verdauungsstörungen)
- Autoimmunkrankheiten
- Multiples chemisches Syndrom (MCS)
- Fibromyalgie (chronische Muskelschmerzen)
- chronischer Eisenmangel

Nicht jeder, der eine Typ-3-Allergie gegen Nahrungsmittel hat, wird alle diese Erkrankungen bekommen. Es ist auch nicht unbedingt so, dass es die Nahrungsmittelallergie vom Typ 3 ist, die alle diese Symptome verursacht, aber wenn sie einmal durch irgendein Ereignis aufgetreten sind, können sie durch Nahrungsmittelallergien persistieren oder sich verschlimmern. Es hat sich auch gezeigt, dass einige Symptome durch einige wenige Nahrungsmittel hervorgerufen werden. Hier reicht es, nur ein oder zwei Nahrungsmittel wegzulassen, und die Symptome verschwinden. Bei anderen Symptomen müssen alle Nahrungsmittel, gegen die eine Allergie besteht, weggelassen werden. Auch können sich die Nahrungsmittel von Patient zu Patient bei gleichem Leiden beträchtlich unterscheiden. Es nutzt also nichts, ein Nahrungsmittel wegzulassen, weil es bei der Freundin zu einem Verschwinden eines Leidens geführt hat.

Ein untrügliches Zeichen, dass eine Typ-3-Allergie gegen Nahrungsmittel vorliegt, ist die nächtliche Gewichtszunahme. Diese Gewichtsschwankungen können beträchtlich sein und kommen keineswegs nur bei Übergewichtigen vor. Wenn man Gewichtszunahmen von ein bis zwei Kilogramm über Nacht bei sich beobachtet, kann man davon ausgehen, dass man am Vortrag etwas Unverträgliches gegessen hat. Eine solche Gewichtszunahme hat nichts mit der Menge der gegessenen Lebensmittel zu tun. Dies ist nur durch eine Entzündungsreaktion möglich.

Wie setze ich die Resultate um?

Zunächst müssen die unverträglichen Nahrungsmittel aus dem Speiseplan gestrichen werden. Ist eine Allergie Typ 3 zum Beispiel auf Glutengetreide wie Weizen, Roggen, Dinkel vorhanden, ist es natürlich schwieriger das Grundnahrungsmittel Mehl zu ersetzen, als wenn man auf Austern, Wachteleier oder Grünkohl verzichten muss. Ein Problem stellen die Fertigmenüs und die Speisen in Restaurants dar, deren Inhaltsstoffe nicht immer leicht herauszufinden sind. Oder haben Sie schon daran gedacht, dass in einer Kalbsbratwurst in der Regel Milchpulver enthalten ist? Für Personen mit einer Allergie Typ 3 auf Kuhmilch ist dies ein Problem.

Die Resultate von einem Allergie-Typ-3-Test sollten *unbedingt* mit einem Spezialisten besprochen werden, der Ihnen auch eine Begleitung bei der Umsetzung gewähren kann. Gerade beim ImuPro-Test erhalten Sie umfangreiche und detaillierte Unterlagen, doch diese können das persönliche Gespräch und die praktischen Erfahrungen des Fachmanns nicht ersetzen.

Analyse des Darms

Da wie beschrieben der Darm quasi der »Kopf« des Immunsystems ist, hat es bei einer Allergie Typ 3 auf gewisse Lebensmittel Sinn, die Darmflora zu analysieren. Eine veränderte Darmflora kann nämlich ein erster Hinweis auf Störungen oder Erkrankungen sein.

In unserem Darm gibt es Billionen von Mikroben und etwa 600 verschiedene Bakterienarten, die nicht nur unser Immunsystem unterstützen, sondern auch die Darmschleimhaut mit wichtigen Nährstoffen, die sie produzieren, versorgen. Ohne diese Bakterien ist der Darm nicht funktionsfähig. Ein Mangel an gewissen Arten von Bakterien kann Darmbeschwerden auslösen. Zudem gibt es weitere Fehlfunktionen im Darm, die dazu führen, dass man auf gewisse Lebensmittel mit einer Unverträglichkeit reagiert. Mittels einer Stuhlprobe kann eine schlüssige Gesamtbeurteilung des Florabefunds erstellt werden.

Der Stuhl ist die Grundlage für folgende Analysen:

- Eigenschaft des Stuhls. Darin spielt auch der pH-Wert eine wichtige Rolle.
- Nachweis von Verdauungsstörungen durch das quantitative Ermitteln von Fett, Stickstoff, Zucker und Wasser im Stuhl.
- Quantitativer Nachweis von 13 wichtigen aeroben und anaeroben Bakterienstämmen.
- Abklärung einer Hefe- oder Schimmelpilzbelastung.
- Bestimmung des Werts der Pankreaselastase, die eng mit der Verdauungsleistung der Bauchspeicheldrüse korreliert.
- Bestimmung des Gallensäurewerts, mittels dessen man auf die Dünndarmfunktion schließen kann.
- Bestimmung von Calprotectin und alpha-1-Antitrypsin, beides Entzündungsmarker, die auf die Schleimhautverhältnisse hinweisen.
- Bestimmung des sekretorischen Immunglobulins A, das Antigene neutralisiert und so verhindert, dass sich krank machende Pilze, Bakterien oder Viren an der Schleimhaut festsetzen.

- Untersuchung auf Parasiten.
- Untersuchung glutensensitiver Enteropathie/Zöliakie.

Genetische Nachweise von Zucker- und Fruchtzuckerunverträglichkeiten können ebenfalls über eine Stuhlprobe ermittelt werden.

Die Entnahme der Stuhlprobe kann ohne Probleme zu Hause durchgeführt und die Stuhlprobe an das Speziallabor geschickt werden. Die ermittelten Werte werden dann zusammen mit der Patientin oder dem Patienten besprochen und in die passende Therapie/Sanierung überführt.

Sanierung des Darms

Bei der Sanierung des Darms sollen mit komplementären Mitteln Entzündungen, Pilze und Parasiten eliminiert, eine Milieustabilisierung bewirkt und ein immunmodulierender Effekt erreicht werden. Dabei spielen Aminosäuren, milchsäurebildende und andere Bakterienstämme eine wichtige Rolle.

Individuelle Ernährung bei Darmproblemen

Mit den Resultaten der Darmanalyse kann auch temporär auf eine der Situation entsprechende Ernährung umgestellt werden. Finden sich Entzündungsmarker im Stuhl, ist eine Unverträglichkeit auf Gluten vorhanden. Zeigt sich eine Störung der Bauchspeicheldrüse, kann man die Ernährung auf diesen Zustand ausrichten.

Wann ist eine schulmedizinische Abklärung angezeigt?

Lassen sich Symptome im Bereich des Verdauungstrakts nicht beseitigen oder sprechen sie auf eine Sanierung nicht an, ist eine schulmedizinische Abklärung erforderlich.

Erfahrungsberichte zum ImuPro300-Test und zur Therapie

Alain Sutter, ehemaliger Fußballprofi und Fernsehmoderator

Sie denken sicher, jetzt kommt wieder so ein Promi und will uns sagen, was wir essen sollen, um gesund, schlank und fit zu sein.

Doch je mehr man sich mit der Thematik der Ernährung auseinandersetzt, desto weniger Klarheit gibt es, was richtig oder falsch ist. Die Ernährungstipps der Experten gehen teilweise diametral auseinander. Der eine proklamiert Milch als Allheilmittel gegen Osteoporose, für den anderen ist sie ein Nahrungsmittel, das nicht für den Menschen bestimmt ist, als Auslöser vieler Allergien gilt und zudem noch dem Körper das wichtige Kalzium aus den Knochen zieht, um den in der Milch vorhandenen Phosphor abzubauen. Dann gibt es Fachleute, die die fleischlose Ernährung für die beste halten. Andere geben Diätempfehlungen, bei denen man nur Eiweiß zu sich nehmen muss, um schlank zu werden.

Dies sind nur einzelne Beispiele. Von diesen gibt es Hunderte. Ich möchte Ihnen hier eine, meine ganz persönliche Geschichte erzählen. Vielleicht, und das hoffe ich, werden sich viele von Ihnen ihre eigenen Gedanken über die folgende Thematik machen.

Ich kann von mir behaupten, dass ich mich wirklich intensiv mit dem Thema Ernährung auseinandergesetzt

Auftrag **10043468**
Eingang **18.06.2008**
Bericht **23.06.2008**
Name
Vorname
Geburtsdatum **22.02.2000**

Basisprofil Darm

Basisprofil Darm

Bakteriologische Stuhluntersuchung

Nachweis von Bakterien aerob

Test	Ergebnis	Einheit	Normbereich	--- -- - + ++ +++
Escherichia coli	**2x10^8**	KBE/g Stuhl	10^6 - 10^7	
Escherichia coli Biovare	**6x10^6**	KBE/g Stuhl	< 10^4	
Proteus species	<10^4	KBE/g Stuhl	< 10^4	
Klebsiella species	<10^4	KBE/g Stuhl	< 10^4	
Pseudomonas species	<10^4	KBE/g Stuhl	< 10^4	
Enterobacter species	**4x10^6**	KBE/g Stuhl	< 10^4	
Serratia species	<10^4	KBE/g Stuhl	< 10^4	
Hafnia species	<10^4	KBE/g Stuhl	< 10^4	
Enterococcus species	2x10^6	KBE/g Stuhl	10^6 - 10^7	

Nachweis von Bakterien anaerob

Test	Ergebnis	Einheit	Normbereich	--- -- - + ++ +++
Bifidobakterium species	**4x10^8**	KBE/g Stuhl	10^9 - 10^11	
Bacterioides species	1x10^9	KBE/g Stuhl	10^9 - 10^11	
Lactobacillus species	**<10^4**	KBE/g Stuhl	10^5 - 10^7	
Clostridium species	**4x10^5**	KBE/g Stuhl	< 10^5	

Hefen/Schimmelpilze

Test	Ergebnis	Einheit	Normbereich	--- -- - + ++ +++
Candida species	<10^3	KBE/g Stuhl	< 10^3	
Candida albicans	<10^3	KBE/g Stuhl	< 10^3	
Schimmelpilze	negativ		negativ	
Geotrichum candidum	<10^3	KBE/g Stuhl	< 10^3	

Eigenschaften des Stuhls

Test	Ergebnis	Einheit	Normbereich	--- -- - + ++ +++
Farbe	braun			
Konsistenz	flüssig			
pH-Wert	6,0		6,0 - 6,5	

Seite 1

Auftrag	**10043468**
Eingang	**18.06.2008**
Bericht	**23.06.2008**
Name	
Vorname	
Geburtsdatum	**22.02.2000**

Nachweis von Verdauungsstörungen

Test	Ergebnis	Einheit	Normbereich	---	--	-	+	++	+++
Quant. Nachweis von Fett	**3,64**	g/100g	< 3,5						
Quant. Nachweis von Stickstoff	0,24	g/100g	< 1,0						
Quant. Nachweis von Zucker	**4,66**	g/100g	< 3,0						
Quant. Nachweis von Wasser	**87,13**	g/100g	75 - 85						

Nachweis einer Maldigestion

Test	Ergebnis	Einheit	Normbereich	---	--	-	+	++	+++
Pankreaselastase im Stuhl	313,58	µg/g	> 200						
Gallensäuren im Stuhl	<1,7	µmol/g	< 1,7						

Nachweis einer Malabsorption

Test	Ergebnis	Einheit	Normbereich	---	--	-	+	++	+++
Calprotectin	<10,00	mg/l	< 15						
Alpha 1-Antitrypsin	21,84	mg/dl	< 27,5						

Schleimhautimmunität

Test	Ergebnis	Einheit	Normbereich	---	--	-	+	++	+++
Sekretorisches Immunglobulin A (sIgA)	1515,69	µg/ml	510 - 2040						

Seite 2

Beispiel für die Darstellung der Resultate einer Basisstuhluntersuchung.
Je nach Resultat des ImuPro-Tests oder je nach den vorliegenden Symptomen kann der Arzt oder Therapeut dazu raten, eine Stuhluntersuchung (Basisprofil Darm) vorzunehmen, die dann allenfalls eine Darmsanierung (siehe Seite 72) notwendig macht.

habe und auch sicher war, dass ich mich gesund ernähren würde. Dann kam meine Zeit beim Fußballklub Bayern München, in der ich mich körperlich immer schlechter gefühlt habe. Ich hatte einen stetigen Gewichtsverlust, fühlte mich immer schlapper, und niemand konnte sich erklären, wo die Ursache lag. Ich zog einen Naturheilpraktiker und den leitenden Oberarzt einer angesehenen Münchner Klinik zu Hilfe. Beide versuchten auf ihre Art und Weise herauszufinden, was mir fehlte. Ich weiß nicht mehr, wie viele Untersuchungen ich durchführen ließ, ich weiß nur, dass es die ganze Palette beinhaltete, die man sich überhaupt vorstellen kann.

Heraus kamen unterschiedliche Diagnosen oder verzweifelte Versuche einer Diagnose. Aber letztlich konnte mir weder der eine noch der andere Fachmann sagen, was mir fehlte. So durchlief ich in dieser Zeit verschiedenste Therapieformen. Leider ohne nennenswerten Erfolg.

Dies geschah alles im Alter von 26 Jahren, auf dem Höhepunkt meiner Karriere. Ich hatte das Gefühl, nicht mehr im Vollbesitz meiner körperlichen Kräfte zu sein. Mit 30 Jahren beendete ich meine Karriere und hoffte, dass sich mein körperlicher Zustand wieder verbessern würde. Doch dem war nicht so.

Selbst ohne die hohe Belastung des Leistungssports fühlte ich mich schlapp und energielos. Ich haderte mit dem Leben, und ich unternahm alles, was die Ernährung und meinen Lebensstil betraf, um mich endlich wieder gut zu fühlen. Auf der Suche nach mehr Lebensqualität traf ich dann Hans-Jörg Schwyn, einen Naturheilpraktiker, der mir eine neuartige Methode vorschlug, bei der man mir etwas Blut entnehmen musste, um durch eine Laboranalyse herauszufinden, ob ich eine Unverträglichkeit gegenüber Nahrungsmitteln habe.

Das Testergebnis, das ich erhielt, war überraschend und logisch zugleich. Man stellte insgesamt bei 56 von 273 getesteten Nahrungsmitteln eine Unverträglichkeit fest. Unter diesen 56 Nahrungsmitteln waren viele, wenn nicht alle, die als sehr gesund gepriesen werden. Bei mir stellte sich eine starke Unverträglichkeit gegenüber Getreide heraus, also eine Glutenunverträglichkeit. Es war für Hans-Jörg Schwyn eine ganz logische Schlussfolgerung, dass sich bei einem Menschen mit einer Glutenunverträglichkeit, der speziell auch vor und nach jedem Fußballspiel reichlich glutenhaltige Nahrungsmittel isst, im Laufe der Zeit eine Darmschädigung und andere Gesundheitsstörungen einstellen können. Unter anderem wird dadurch auch die Verwertung der Nahrungsmittel beeinträchtigt. Mit andern Worten: Mein Körper war mit der Zeit nicht mehr fähig, die Inhaltsstoffe der zugeführten Nahrungsmittel aufzunehmen und zu verstoffwechseln. Es war fast so: Was oben rein kam, ging unten wieder raus, ohne einen positiven Effekt auf meinen Körper zu haben.

Als ich von all dem erfuhr, fiel es mir wie Schuppen von den Augen. Durch die Ernährung, wie sie im Spitzensport üblich ist, mit einer sehr hohen Menge an Kohlenhydraten, die bekanntlich hauptsächlich aus Getreide bestehen und in Form von Teigwaren und Brot in großer Menge verzehrt werden, hat sich durch die Unverträglichkeit meine Darmfunktion von Jahr zu Jahr verschlechtert, bis zu dem Zeitpunkt in München, als mein Körper seine normale Funktion fast vollständig aufgab.

Hätte ich früher erfahren, dass es eine Nahrungsmittelunverträglichkeit gibt, hätte ich meine Ernährung individuell auf meine ganz persönliche Situation umstellen können. Mein Körper hätte dadurch die Möglichkeit erhalten, sich wieder zu regenerieren und auch all meine Vitamin-, Mineralstoff- und Energiespeicher zu füllen, und er wäre bereit gewesen, die hohe Belastung des Leistungssports weiterhin zu bewältigen.

Man kann sich vorstellen, dass mein schlechter körperlicher Zustand auch psychische Auswirkungen hatte. Glücklicherweise fing ich diesen Aspekt mit regelmäßigem Mentaltraining auf, was mir erlaubte, wenigstens noch auf einem guten fußballerischen Niveau einige Jahre spielen zu können.

Wenn ich daran denke, wie viel Imodium (ein Medikament gegen Darmprobleme, speziell Durchfall) in einer Kabine vor einem Spiel geschluckt wird, kann ich nur erahnen, wie viele andere Leistungs- und Breitensportler unter diesem Problem leiden. Seit Jahren erlebe ich so viele Sportler, die Verletzungen oder Krankheiten mit sich herumschleppen – für mich klare Zeichen, die auf eine Überbelastung des Körpers hinweisen. Wenn ich meine Erfahrung und mein Wissen, über das ich inzwischen verfüge, zurate ziehe, würde es mich nicht überraschen, wenn viele Spitzen- aber auch Breitensportler einen großen Teil ihres Potenzials nie ausnutzen können, weil ihr Körper durch eine Nahrungsmittelunverträglichkeit unter anderem ganz einfach nicht mehr in der Lage ist, die nötigen Vitamine und Mineralien durch die Nahrung aufzunehmen. So müssen sie konstant an ihr Limit oder über ihre Leistungsgrenze hinausgehen.

Mit meiner Geschichte möchte ich viele Menschen für dieses so wichtige Thema sensibilisieren. Unglaublich viele körperliche Probleme resultieren aus einer Nahrungsmittelunverträglichkeit, und ich kann deshalb nur sagen, dass sich ein entsprechender Test zu hundert Prozent lohnt und auszahlt. Ich bin überzeugt, dass alle Ernährungsrichtlinien, die nicht individuell auf die entsprechende Person abgestimmt sind und bei denen man die Unverträglichkeiten nicht mit einbezieht, zum Scheitern verurteilt sind.

Peter Högger, Müllheim, 55 Jahre alt

Wegen immer wieder auftretender sehr starker Schmerzen in beiden Händen war ich von Juli 2005 bis Juli 2006 arbeitsunfähig. Es wurde Arthrose festgestellt. Meine Hände wurden bei jeder größeren Anstrengung ganz heiß und rot und schwollen an. Somit konnte ich meinen damaligen Job nicht mehr ausüben.

Um die Schmerzen zu lindern, wurden mir von den Ärzten Schmerzmittel und Kortison verordnet. Mir stand eine Langzeitbehandlung bevor. Ich war aber nicht bereit, über Jahre hinweg Schmerzmittel zu nehmen, da ich sicher mit Nebenwirkungen rechnen musste.

Die Behandlung mit Kortison linderte die Schmerzen jeweils nur für kurze Zeit und war auf Dauer keine Lösung. Deshalb habe ich nach einer Alternative auf möglichst natürlicher Basis Ausschau gehalten. Durch Zufall erfuhr ich von einem Vortrag über Lebensmittelunverträglichkeit von Hans-Jörg Schwyn.

Da ich immer der Meinung war, mich gesund zu ernähren, und ich trotzdem mein Übergewicht nicht reduzieren konnte und unter Bluthochdruck litt, dachte ich, dass ich mit diesem Bluttest sicher mehr über die Ursachen meiner Beschwerden erfahren würde und vielleicht etwas bewirken kann.

Der Test ergab zehn Unverträglichkeiten. Ich habe mich strikt an die Vorgaben der Ernährungsumstellung gehalten, esse schon zwei Jahre im Fünftagesrhythmus (Rotation) und verzichte weiterhin auf die Lebensmittel, die mir nicht guttun.

Der Erfolg ließ nicht lange auf sich warten. Meine Schmerzen sind um einiges reduziert, und ich kann wieder einer körperlich schwereren Tätigkeit nachgehen. Ich habe im Laufe von einem Jahr mein Gewicht um 15 Kilogramm reduziert, was wiederum hatte zur Folge, dass ich keine Bluthochdruck- und Cholesterinmedikamente mehr nehmen muss.

Ich würde jedem, der unter chronischen Schmerzen leidet, empfehlen, einen solchen Test zu machen, bevor man ein Leben lang starke Medikamente zu sich nimmt. Voraussetzung für einen Erfolg ist natürlich, dass man sich konsequent an den Ernährungsplan hält. Der Fünftagesrhythmus ist eine echte Herausforderung, auch einmal neue Lebensmittel in den Menüplan aufzunehmen und seine Fantasie walten zu lassen.

Vielen Dank für die ausgezeichnete Unterstützung durch Herrn Schwyn. Meine Lebensqualität hat sich dank seiner Ernährungsphilosophie um ein Vielfaches gesteigert. Meine Lebensfreude ist wieder eingekehrt.

Anamika Walia, geboren am 30. Juli 1977

Seit 15 Jahren bin ich Vegetarierin. Mit 19 Jahren wurde meine Gallenblase entfernt. Seitdem bin ich Veganerin und esse auch keine Milchprodukte mehr. Schon als Kind litt ich immer unter arger Übelkeit und Verschleimung nach dem Verzehr von Milchprodukten, auch häufiges Erbrechen trat auf, dessen Ursprung damals noch unbekannt war. Teigwaren esse ich nur zweimal wöchentlich. Brot habe ich noch nie gemocht.

Im Jahr 2003 ließ ich mich überreden und begann zusätzlich zu meiner für mich wunderbaren und gewohnten Nahrung, die aus Gemüse, Früchten, Kartoffeln, Reis, Hülsenfrüchten, Tofu und Sojabohnen bestand, täglich einmal Magerquark und etwa dreimal in der Woche Teigwaren zu essen.

Danach traten diverse Symptome auf, die immer schlimmer wurden; erstmals bei rohen Früchten, die ich bisher zu jeder Zeit beschwerdefrei in jeder Menge essen konnte. Mein Bauch blähte sich auf, als wäre ich im siebten Monat schwanger. Es kam zu Verdauungsstörungen. Gas staute sich in den Därmen, totales Unwohlsein. Auf die Idee, dass dies Folgen der Ernährungsumstellung waren, bin ich nicht gekommen. Meine Beschwerden wurden als psychosomatisch bezeichnet.

Sogar beim Wassertrinken staute sich schließlich das Gas. Ich befand mich in einem Dauerzustand des Aufgeblähtseins und Mich-nicht-mehr-Spürens. Nach der Arbeit konnte ich nur noch liegen. Zusätzlich hatte ich auch starke Konzentrationsschwierigkeiten. Verloren und verzweifelt. Essen ja oder nein. Hunger. Ein extremer Dauerstress, gleichzeitige Erschöpfung. Ein nicht enden wollender Albtraum.

Ab 2004 kamen Atembeschwerden und Atemnot hinzu. Das viele Gas drückte auf meine Lunge und mein Herz. Panikattacken, Weinkrämpfe und Nervenzusammenbrüche folgten in den nächsten drei Jahren. Ich wanderte von Therapeut zu Therapeut, jedoch ergebnislos. Meine Nerven waren am Ende. Täglich hatte ich Todesgedanken. Ich konnte kaum noch arbeiten.

Auch auf der Notfallstation des Kantonspitals Aarau wurde nichts festgestellt, man verwies mich jedoch an den Facharzt für Magen-Darm-Krankheiten. Die Magen- und Darmspiegelung ergab nur eine kleine Bindegewebeschwäche im Darm. Ich war froh, dass keine Darmkrankheit diagnostiziert wurde.

Die folgenden zwei Wochen mit gereinigtem Darm waren der Himmel auf Erden! Ich dachte, dass der Albtraum nun ein Ende genommen hatte. Zwei Wochen später war aber alles wieder beim Alten, denn ich ernährte mich ja in gewohnter Weise weiter.

Im Oktober 2006 kam ich endlich zu Herrn Schwyn. Der ImuPro-Test ergab Unverträglichkeiten auf 86 (!) Nahrungsmittel, Stärke 4 auf alle Milchprodukte, Stärke 3 auf alle Getreideprodukte inklusive Gluten, Mais und Gries (Ausnahme Reis), Stärke 2 und 1 auf den überwiegenden Teil aller Gemüse und Gewürze.

Konsequent hielt ich mich daran, alle diese Nahrungsmittel zu vermeiden. Schon nach sehr kurzer Zeit ging es mir besser. Endlich schien sich mein Zustand positiv zu verändern.

Im Dezember 2007 wurde ich von meinen Eltern auf eine dreiwöchige Ferienreise mitgenommen. Zwei Stunden nach dem Abflug begann alles von vorn. Aus dem Nichts heraus bekam ich im Flugzeug einen Heulkrampf und einen Nervenzusammenbruch mit einer Panikattacke. Wieso jetzt dieser Rückfall?

Dank des Buches eines Multiallergikers wusste ich die nun extrem verstärkt auftretenden Symptome aber zu deuten. Zum Glück! Sonst hätte ich den ImuPro-Test definitiv infrage gestellt und wäre wohl erneut dem Wahnsinn nah gewesen.

Was war geschehen? Die Entschlackung und Entgiftung der in mir noch abgelagerten Nahrungsmittelschlacken setzte ein. Ich hielt mich weiter konsequent an meinen Ernährungsplan. Nachdem ich zusätzlich Naturheilmittelpräparate zur Entgiftung einnahm, verbesserte sich mein Zustand von Tag zu Tag.

Im Januar 2008 fühlte ich mich endlich wie neu geboren. Ein total neues Leben voller Gesundheit, Energie, Kreativität, Qualität und neuen Perspektiven hat begonnen.

Ohne Milch- und Getreideprodukte zu leben, ist kein Problem und auch kein Verzicht für mich. Für meine Mitmenschen scheint dies ein größeres Problem zu sein. Doch sie müssen lernen, mich mit meinen Gewohnheiten zu akzeptieren, damit ich mich nicht ständig zum Rechtfertigen und Erklären verpflichtet fühle.

Der ImuPro-Test war eindeutig meine Rettung und der Beginn, ein gesundes Leben zu erlangen. Danke Herr Schwyn!

Stefanie Glauser, geboren 1964, Bern

Sehr geehrter Herr Schwyn

Ich gebe Ihnen einen kurzen Situationsbericht.

Seit Jahren litt ich regelmäßig unter Kopfschmerzattacken, die Stunden oder bis zu zwei Tage anhielten. Aus der Sicht meines Arztes wurden alle Möglichkeiten abgeklärt. Als Einziges blieb mir dann die Schmerztablette. Dass es an der Ernährung liegen könnte, darauf bin ich vorerst nicht gekommen. Meine Freundin besuchte einen Ihrer Vorträge, den Sie zusammen mit Alain Sutter hielten, und drängte mich dazu, eine Lebensmittelabklärung über das Blut durchzuführen. Das Resultat erschreckte mich schon etwas. Unter anderem zeigte sich eine Unverträglichkeit auf Glutengetreide, Kuhmilch und Hühnerei. Nachdem Sie mich in Ihrer Praxis umfassend beraten hatten, war ich fest entschlossen, eine Ernährungsumstellung durchzuführen und Ihre zusätzlichen Empfehlungen zu beherzigen. Bereits nach etwa drei Wochen spürte ich eine Veränderung. Ich bekam noch Kopfschmerzen, aber bereits nicht mehr so oft und so intensiv. Dies gab mir Mut, Lebensmittel, die ich zudem seit Jahren sehr gern aß, weiterhin wegzulassen. Der Erfolg stellte sich umgehend ein. Die Zeitspannen zwischen den Attacken wurden immer größer, und nach etwa drei Monaten waren die Kopfschmerzen verschwunden. Ich lasse die Nahrungsmittel, die ich nicht vertrage, nach wie vor konsequent weg. In der Zwischenzeit habe ich ganz tolle Alternativen zu meinen unverträglichen Nahrungsmitteln gefunden, die ich teilweise vorher nicht einmal gekannt habe. So gesehen habe ich neue Ernährungserfahrungen gemacht und vor allem Lebensqualität zurückgewonnen.

Vielen Dank für Ihre große Hilfe und dass ich Sie immer noch kontaktieren darf, wenn eine Frage auftaucht.

Wie behebe ich Störungen innerhalb des Verdauungssystems?

Komplementärmedizinische Behandlung

Schulmedizinische Behandlung

Mund

Karies (Zahnfäule, Zerstörung der Zahnsubstanz)

Nach jedem Essen Zähne putzen oder mindestens Mund mit Wasser ausspülen.

Zahnarzt konsultieren.

Zahnfleischbluten

- Elektrische Zahnbürste, Zahnstocher-Bürstchen und Zahnseide verwenden.
- Zahnfleisch mit Propolis-Tinktur massieren, Spülungen mit Salbei- und/oder Heidelbeerblättertee.
- Vitamin C zuführen.
- Schüssler-Salz Kalium phosphoricum Nr. 5.
- Öl ziehen.

Ursache ist meist Zahnbelag. Zahnarzt oder Dentalhygienikerin konsultieren.

Zahnfleischentzündung (Gingivitis)

Das Zahnfleisch ist rot bis dunkelrot, schmerzempfindlich und blutet normalerweise sehr leicht (gesundes Zahnfleisch ist rosafarben). Zahnfleischentzündung hat meist mit schlechter (uneffizienter) Mundhygiene zu tun. Auch hormonelle Faktoren können eine Rolle spielen. Achtung, dieselben Bakterien, die für Zahnfleischentzündung verantwortlich sind, können auch Reaktionen des Immunsystems hervorrufen. Eine Entzündung der Arterien (zum Beispiel Herz) ist möglich. Lassen Sie eine Zahnfleischentzündung möglichst schnell abklären.

- Säure-Basen-Haushalt kontrollieren.
- Regelmäßiges gründliches Putzen der Zähne und der Zahnzwischenräume; einmal im Jahr professionelle Zahnreinigung durch den Zahnarzt oder die Dentalhygienikerin.

Zahnarzt aufsuchen.

Schlechter Atem

Kann durchaus etwas mit der Verdauung zu tun haben. Oft ist die Ursache eines schlechten Atems im Magen beheimatet. Mangelnde Mundhygiene oder Entzündungen stellen weitere Möglichkeiten dar.

- Elektrische Zahnbürste, Zahnstocher-Bürstchen und Zahnseide verwenden und nach jeder Mahlzeit Zähne putzen oder mindestens Mund mit Wasser spülen.
- Eiweiß- und Fettverdauung überprüfen.
- Fenchelsamen, Anissamen oder frische Dillspitzen (speziell nach Knoblauchgenuss) kauen.

Wenn sich das Problem durch mundhygienische Maßnahmen nicht lösen lässt, Zahnarzt oder Arzt konsultieren.

Speiseröhre

Bei saurem Aufstoßen siehe Magen. Bei Entzündungen der Speiseröhre unbedingt saure und scharfe Lebensmittel meiden.

Da Magen- oder Sodbrennen, wenn dies regelmäßig und über längere Zeit vorkommt, verschiedene Ursachen haben können, ist eine ärztliche Abklärung sinnvoll. Vor allem, wenn die herkömmlichen Mittel (siehe Magen) keine Besserung bringen.

Magen

Magenbrennen/Sodbrennen/Magenschmerzen

Üppige Speisen, Alkohol und Essen am späten Abend können Magenbrennen hervorrufen. Aber auch Entzündungen der Speiseröhre, Zwerchfellbruch, Übergewicht, Magengeschwüre und andere Erkrankungen können sich durch Magenbrennen bemerkbar machen.

- Oft hilft ein Glas Kohlsaft (Glutamine entsäuern den Magen), Selleriesaft oder Ingwer (vor dem Essen eine Messerspitze Ingwerpulver oder etwas frischen Ingwer). Süßholz kauen ist auch eine Möglichkeit.
- Alkohol, üppige Speisen und Essen am späten Abend meiden.
- Heilerde einnehmen. Sie schützt die Magenschleimhaut und neutralisiert die Magensäure.
- Bittertinkturen wirken aktiv basenbildend. Sie regen gewisse Drüsen zur Basenproduktion an. Kann auch vorbeugend angewendet werden (siehe Seite 105).
- Tee aus bitterstoff- und allenfalls schleimhaltigen Pflanzen wie Schafgarbe, Kalmuswurzel, Malve usw.
- In der Apotheke oder Drogerie gibt es Mittel gegen Magen-/Sodbrennen. Die Inhaltsstoffe binden Magensäure.
- Bei Aufstoßen mit erhöhtem Oberkörper schlafen. Saure und scharfe Früchte, Essig, Fruchtsäfte, rohen Knoblauch, rohe Zwiebeln, Curry, Chili, Pfeffer meiden. Kohlensäurehaltige Getränke weglas-

sen, zu jedem Essen einen Teelöffel Basenpulver in 200 Milliliter Wasser aufgelöst trinken. Säure-Basen-Haushalt ermitteln und einstellen.

Verschwinden die Symptome nicht innerhalb weniger Tage, ist eine Konsultation des Arztes unerlässlich, damit eine mögliche bösartige Grunderkrankung behoben werden kann.

Eine weitere Ursache für Magenschmerzen kann eine Magenschleimhautentzündung sein, die vielfach durch eine Infektion mit dem Bakterium Helicobacter pylori, zu schnelles Essen, übermäßigen Alkoholgenuss, Nikotin, Kaffee oder Medikamente entsteht.

Magenschleimhautentzündung (Gastritis)

In der Regel eine auf die Schleimhaut beschränkte Entzündung in meist klar begrenzten Teilen der Magenwand. Die Schleimhautentzündung zeigt sich beispielsweise durch Druck- und Spannungsschmerz, Völlegefühl, Sodbrennen, Appetitlosigkeit, Übelkeit, Erbrechen, Mundgeruch und belegte Zunge. Ursachen dafür sind unter anderem Alkohol, übermäßige Nahrungszufuhr, Medikamente, Stress, Säuren, Lebensmittelvergiftungen. Seit 1982 denkt man bei Gastritis immer auch an ein Bakterium namens Helicobacter pylori.

Vorübergehende Nahrungskarenz, das heißt Schonkost für ein bis drei Tage (Tee und Zwieback). Saure und scharfe Lebensmittel, Alkohol und Kaffee meiden. Zu jedem Essen einen Teelöffel Basenpulver in 200 Milliliter Wasser aufgelöst trinken.

Sehr gut bewährt hat sich auch Grapefruitkernextrakt. Wichtig ist, dass Sie ein kontrolliertes Produkt, etwa das biologische CitroBiotic®, einnehmen (mindestens 14 Tage). Falls weiterhin Probleme bestehen, Arzt konsultieren.

Durch eine Gastroskopie und eine histologische Untersuchung kann der Arzt eine genaue Diagnose stellen.

Magenverstimmung

Es gibt einige Auslöser einer Magenverstimmung. Auch Stresssituationen können dazu führen. Man spürt einen Druck auf dem Magen und eine gewisse Übelkeit.

Eine Kombination der vier Pflanzen Kümmel, Anis, Fenchel und Pfefferminze hilft in der Regel ausgezeichnet. In jeder Drogerie oder Apotheke kann man sich eine Teemischung mit diesen Pflanzen herstellen lassen, oder der Drogist/Apotheker gibt Ihnen eine ähnliche Rezeptur in Form eines Extrakts oder Tabletten.

Erbrechen

Ein Reflex, der den oberen Verdauungstrakt rasch von schädlichen Stoffen befreit. Ursachen dafür können Lebensmittelvergiftung, Magenschleimhautentzündung, Alkohol, Medikamente, Infektionen oder Reisekrankheit sein.

Grundleiden behandeln und Flüssigkeit und Mineralsalze zuführen (siehe Seite 134).

Denken Sie bei allen Problemen mit dem Magen immer an Bitterstoffe (siehe Seite 105).

Bauchspeicheldrüse

Die Bauchspeicheldrüse braucht für ein gutes Funktionieren genügend Vitamine der B-Gruppe. Erste Symptome einer Unterfunktion der Bauchspeicheldrüse sind: Übelkeit nach dem Essen, Müdigkeit, extremes Völlegefühl, Stuhl mit unverdauten Essensbestandteilen.

Therapie: Multivitaminpräparat (niedrig dosiert) und Enzympräparate. Keine Rohkost, alles weich kochen.

Probleme mit der Bauchspeicheldrüse wie Entzündung (Pankreatitis), Pankreassteine, bösartige Pankreaserkrankungen zeigen sich vielfach durch in den Rücken ausstrahlende Schmerzen, heftigste, plötzlich einsetzende ringförmige Oberbauchbeschwerden mit Übelkeit und Erbrechen. Wenn solche Beschwerden andauern, sind sie unbedingt vom Arzt abzuklären.

Diabetes mellitus (Zuckerkrankheit)

Ist je nach Typ eine Autoimmunerkrankung und wird durch Urintest/Bluttest festgestellt. Eine solche Untersuchung wird vom Arzt bei einem Check-up standardmäßig durchgeführt. Man kennt zwei Arten von Diabetes mellitus, Typ I und Typ II.

Die medikamentöse Behandlung (Tabletten oder Insulinspritzen) kann man zum Beispiel mit Mikronährstoffen unterstützen, sodass die Dosis der Medikamente, in Absprache mit dem Arzt, auf ein Minimum reduziert werden kann. Unbedingt Kohlenhydrate drastisch reduzieren und möglichst solche mit niedrigem glykämischem Index essen.

Leber

Allgemeine Leberbelastung

Die Leber ist eine Schwerarbeiterin, und wir unterstützen sie in der Regel kaum bei der Ausführung ihrer vielfältigen Tätigkeiten. Es gibt viele Möglichkeiten, sie zu entlasten, und es ist nicht einmal schwierig. Eine sehr gute Wirkung wird erreicht, wenn man die Leber zwischen März und Juni mit pflanzlichen, bitteren Mitteln wie Löwenzahn und Mariendistel unterstützt. Ihr Drogist oder Apotheker hilft Ihnen dabei.

- Lebertee, den es in jeder Drogerie oder Apotheke zu kaufen gibt, entlastet die Leber.
- Löwenzahn oder Mariendistel in Form von Tee oder Tinktur (vorzugsweise Ceres) oder Spagyrik sind sehr hilfreich.
- Liv 52, ein ayurvedisches Heilmittel, wirkt bei funktionellen Störungen der Leber.
- Eine wärmende Leberkompresse (nasses Tuch, so warm, wie Sie es auf der Haut vertragen) auf die

Leber gelegt, steigert die Durchblutung und ist krampflösend.
- Sauerkraut – auch als Saft – wurde schon von unseren Vorfahren zur Leberstärkung eingesetzt. Bedenken Sie die mögliche abführende Wirkung.
- Bitterstoffe helfen der Leber, wieder genügend Gallenflüssigkeit zu bilden (siehe Seite 105).
- Artischockensaft oder Artischockenessenz in einer spagyrischen Mischung stärkt die Leber und schafft gleichzeitig Schadstoffe aus dem Darm.
- Leberreinigung nach Dr. Hulda Clark.

Probleme mit der Leber wie Gelbsucht (Gelbfärbung der Haut und Augen), Virusinfektionen wie Hepatitis, Leberzirrhose und weitere bösartige Lebererkrankungen, die sich auch durch Schmerzen im Oberbauch zeigen können, gehören in die Hand eines Arztes.

Galle/Gallenblase

Die Gallenblase ist »lediglich« ein Vorratsbehälter für die in der Leber produzierte Gallenflüssigkeit. Wenn man von der Galle spricht, meint man normalerweise die Gallenflüssigkeit sowie die Gallengänge im Lebergewebe. Somit gelten für die Gallenblase die gleichen vorbeugenden Maßnahmen wie unter »Leber« beschrieben.

Gallensteine

Die Gallensteine sind Gebilde aus verschiedenen Substanzen, die in der Gallenblase oder den Gallengängen, bedingt durch die entsprechende Zusammensetzung der Gallenflüssigkeit, entstehen können. Sofern sie lediglich als sogenannter Grieß vorhanden sind, können Leberreinigungen eine gute Wirkung haben.

- Genügend trinken (siehe Seite 97).
- Leberreinigung nach Dr. Hulda Clark.

Größere Gallensteine werden normalerweise entfernt, indem man die ganze Gallenblase herausnimmt, da ein Öffnen der Blase zum Entfernen der Steine zu kompliziert ist und außerdem wieder Steine wachsen können, vor allem, wenn man seine Ernährung, je nach Typ des Gallensteins, nicht anpasst.

Gallenblasenentzündung

Weitere Probleme mit der Gallenblase oder den Gallengängen, wie zum Beispiel eine Gallenblasenentzündung, werden ausschließlich schulmedizinisch behandelt.

Störung der Aufnahme von Nahrung

Durch Pankreas-, Leber-, Gallenwegserkrankungen sowie Infektionskrankheiten und Dünndarmerkrankungen kann eine solche Störung bei der Aufnahme von Nahrung entstehen.

Mittels Stuhlanalyse sind solche Störungen problemlos festzustellen. Dabei werden Fett, Stickstoff, Zucker und Wasser im Stuhl gemessen. Enzyme der Bauchspeicheldrüse sowie Entzündungen der Schleimhaut und die Durchlässigkeit der Darmschleimhaut spielen eine große Rolle und können im Labor bestimmt werden.

- Entzündungshemmende Maßnahmen etwa mit speziellen Aminosäuren und Stabilisierungen durch Präbiotika und Probiotika.
- Säure-Basen-Haushalt stabilisieren.
- Regelmäßig Bitterstoffe einnehmen, zum Beispiel Artischockensaft-Bittertropfen oder Taraxacum compositum von Ceres.

Um hintergründige Gesundheitsstörungen ausschließen zu können, ist eine schulmedizinische Abklärung, je nach Resultat der Stuhlanalyse, angezeigt.

Dünndarm

Pilzbelastung (Dünndarm und Dickdarm)

Hefe- oder Schimmelpilze (Candida albicans oder Aspergillus niger) belasten den Darm und können im Stuhl nachgewiesen werden. Sie sind für Schleimhautmykosen verantwortlich.

Bei geringer Belastung können pflanzliche Präparate wie Teebaumöl oder Bärlauchpräparate eingenommen werden. Eine gute Möglichkeit ist Grapefruitkernextrakt. Wichtig ist, dass Sie ein kontrolliertes Produkt, zum Beispiel das biologische CitroBiotic®, einnehmen. Kohlenhydrate und Früchte stark reduzieren. Ihr Therapeut, Drogist oder Apotheker hilft Ihnen weiter.

Denken Sie daran: Gegenstände, die in engem Kontakt mit Schleimhäuten stehen (Zahnbürsten, Zahnprothesen oder Zahnspangen) regelmäßig desinfizieren. Sie werden nicht selten mit Hefepilzen belastet und sorgen für eine immer wiederkehrende Infektion.

Bei ausgeprägten Beschwerden oder wenn eine Tumorerkrankung, Diabetes, Abwehrschwäche oder entzündliche Darmerkrankung vorliegen, verschreibt der Arzt spezielle Medikamente.

Morbus Crohn

Dies ist eine Entzündung – in der Regel – des Übergangs vom Dünn- zum Dickdarm. Es können aber alle Anteile des Darmtrakts von der Speiseröhre (Mundhöhle) bis zum Darmausgang (Anus) befallen sein. Man vermutet, dass es sich dabei um eine Autoimmunerkrankung handelt. Morbus Crohn verursacht diffuse Leibschmerzen und/oder kolikartige Schmerzen im rechten Unterbauch. Es können auch Fieberschübe vorkommen. Auf jeden Fall sollte eine gesicherte Diagnose (Endoskopie mit Biopsie und Labor) erstellt werden.

- Diätetische Maßnahmen (Regulierung der Verdauung durch einen hohen Anteil an Ballaststoffen), eiweißhaltige Nahrung, Mikroimmuntherapie.
- Entzündungshemmende Maßnahmen mit spezifischen Aminosäuren und Mikronährstoffen.
- Leinöl, Fischöl, Weihrauchkapseln.
- Keine Säuren, keine scharfen Gewürze.
- Basenpulver zum Essen und Gallenmittel heben den pH-Wert des Darminhalts.

Medikamente, im Extremfall Entfernung der befallenen Darmsegmente.

Zöliakie

Striktes Vermeiden von glutenhaltigen Lebensmitteln (siehe Seite 92 ff. und 123).

Dickdarm

Durchfall

Darunter versteht man eine gehäufte Stuhlentleerung mit erhöhtem Wassergehalt mehr als dreimal am Tag. Ursachen dafür können Bakterien, Pilze, Parasiten, aber auch ungenießbare/verdorbene Lebensmittel oder funktionelle Erkrankungen sein. Oft ist es so, dass der Körper etwas »loswerden« will. Es handelt sich dabei demnach um eine Schutzfunktion. Da aber auch immer eine Infektionskrankheit vorliegen kann, ist eine medizinische Abklärung wichtig, wenn Durchfälle mehrere Tage anhalten und auf komplementäre Heilmittel nicht ansprechen.

Auch Stresssituationen können zu Durchfall führen.

- Kohletabletten oder Heilerde, die in allen Drogerien und Apotheken erhältlich sind.
- Schwarztee, aber auch Grüntee wirken durch ihre Gerbstoffe, dichten die Darmschleimhaut ab und wirken antibakteriell. Tee mindestens zehn Minuten ziehen lassen.
- Heidelbeersaft oder Heidelbeeren bauen angegriffene Schleimhaut wieder auf und eliminieren Restbakterien. Ein bis zwei Beeren kauen, oder vier Esslöffel getrocknete Beeren in 400 Milliliter Wasser zehn Minuten kochen und mehrmals täglich davon trinken.
- Bei Durchfall immer genügend trinken und Mineralsalze zuführen. Sie können die Mineralsalze durch fertige Elektrolytlösungen ausgleichen oder sieben Teelöffel Traubenzucker und einen Teelöffel Kochsalz in einem Liter abgekochtem Wasser auflösen und gegebenenfalls etwas Fruchtsaft dazugeben.
- Salzstangen in Kombination mit Cola-Getränk. Hört sich komisch an, kann aber durchaus hilfreich sein.

Verstopfung

Als Verstopfung bezeichnet man einen verlängerten Aufenthalt des Darminhalts im Verdauungstrakt beziehungsweise eine verzögerte Entleerung von eingedicktem Stuhl mit weniger als drei Stühlen pro Woche. Ursachen dafür können Medikamente, Mangel an Bewegung und/oder Ballaststoffen sein. Vielfach auch Mangel an Gallenflüssigkeit kombiniert mit Übersäuerung. Eine verminderte Flüssigkeitszufuhr (siehe Seite 97) ist vielfach ebenfalls ursächlich. Natürlich können sich auch funktionelle Störungen des Dickdarms durch Verstopfung bemerkbar machen. Da, bedingt durch eine verlängerte Darmpassage, Giftstoffe, die sich noch im Stuhl befinden, vermehrt in den Körper zurückgeführt werden können, ist es wichtig, stets auf einen geregelten Stuhlgang zu achten.

Abführmittel (vor allem chemische) haben in der Regel eine Sekundärwirkung. Man muss, wenn man diese über längere Zeit einnimmt, laufend höher dosieren, weil sich der Körper dagegen wehrt. Wechseln

Sie deshalb das Produkt (Wirkstoffgruppe) öfter, oder steigen Sie auf naturheilkundliche Mittel um. Eine über Wochen oder Monate anhaltende Verstopfung, die auf Abführhilfen nicht anspricht, muss von einem Arzt begutachtet werden.

- Jeden Morgen nach dem Aufstehen ein Glas lauwarmes Wasser trinken.
- Leinsamen oder Flohsamen über Nacht in Wasser aufquellen lassen und am Morgen trinken.
- Bitterstoffe und Basentabletten oder -pulver einnehmen.
- Pflaumen über Nacht in Wasser einlegen und am Morgen zu sich nehmen.
- Sauerkrautsaft.
- Abführtee oder Abführdragees (pflanzlich) aus der Drogerie oder Apotheke.
- Colon-Hydro-Therapie, eine moderne »Wäsche des Dickdarms«, die von spezialisierten Therapeuten meist zusammen mit einer Darmmassage angeboten wird.

Abführmittel chemischen Ursprungs.

Blut im Stuhl

Umgehend in ärztliche Behandlung, sofern man sich nicht sicher ist, dass das Blut von Hämorrhoiden stammt. Ursächliche Organe dafür können Magen, Dünndarm, Dickdarm (oder Hämorrhoiden) sein. Blut aus dem oberen Verdauungstrakt (Magen) ist dunkel, sogenannter Pech- oder Teerstuhl.

Hämorrhoiden

Knotenartige Vergrößerungen im Analbereich, deren Ursache zum Beispiel eine Bindegewebeschwäche oder Verstopfung sein kann. Hämorrhoiden sind Krampfadern des Enddarms. Sie entstehen durch Ausstülpung von Gefäßen. Von der Schulmedizin werden sie in vier verschiedene Klassen eingeteilt. Solche, die sich nur mit einem Endoskop diagnostizieren lassen, bis zu solchen, die permanent vorhanden sind und nicht mehr in den Darm zurückgebracht werden können. Sie können zu Beschwerden (Juckreiz, Brennen und Schmerzen) führen und auch bluten (hellrotes Blut im Stuhl).

- Stuhlgangregulierung (Verstopfung beheben).
- Analhygiene, Sitzbäder.
- Entzündungshemmende Salben (Drogerie oder Apotheke).

Da auch immer ein Tumor in Betracht gezogen werden muss, ist eine ärztliche Abklärung notwendig, falls die Probleme mit Medikamenten nicht beseitigt werden können.

Eine operative Entfernung der Hämorrhoiden ist ebenfalls eine gängige Behandlung.

Wenn Intoleranzen und Malabsorptionen im Spiel sind

Oft ist es für den Arzt schwer zu bestimmen, ob ein bestimmtes Symptom bei einem Patienten auf eine Allergie Typ 1, eine Allergie Typ 3 oder aber auf eine Intoleranz gegen ein Nahrungsmittel zurückzuführen ist. Bauch- oder Kopfschmerzen können durchaus durch alle drei Möglichkeiten unabhängig voneinander verursacht werden.

Um unnötige Kosten zu vermeiden, bedarf es hier eines intensiven Patientengesprächs, wobei dem Patienten vorgeschlagen werden sollte, eine Selbstbeobachtung durchzuführen. Er sollte, je nach Beschwerden, zwei bis vier Wochen ein Tagebuch führen, in dem er die Zeiten der Nahrungsaufnahme und den Zeitpunkt des Auftretens der Symptome erfasst. Das ist der Schlüssel zum Erfolg: der Zeitpunkt des Eintretens der Symptome nach der Nahrungsaufnahme.

Als Faustregel kann man festhalten: Tritt ein Symptom innerhalb weniger Minuten nach Nahrungsaufnahme ein, handelt es sich um eine Typ-1-Allergie, die IgE-vermittelt ist. Normalerweise bedarf es hier keines Bluttests mehr, da der zeitliche Abstand zwischen Nahrungsaufnahme und Symptom sehr kurz ist, die Identifikation des entsprechenden Lebensmittels somit kein Problem darstellt.

Treten die Symptome erst nach etwa 30 Minuten bis 2 Stunden auf, liegt die Vermutung nahe, dass es sich um eine Intoleranz handelt. Intoleranzen sind meist durch die Unfähigkeit des Betroffenen, einen Nahrungsbestandteil zu verdauen oder aufzunehmen, verursacht. In der Regel sind es spezielle Enzyme, die fehlen oder mangelhaft arbeiten. Da sich diese Enzyme im Dünn- und Dickdarm befinden, dauert es mindestens 30 Minuten, bis die Nahrung diese Abschnitte erreicht hat. Je nach Intoleranz können die Symptome 2 bis 3 Stunden oder bis zu 18 Stunden andauern.

Treten die Symptome aber erst nach etwa 2 Stunden oder gar erst nach Tagen auf, handelt es sich mit hoher Wahrscheinlichkeit um eine Typ-3-Allergie gegen Nahrungsmittel.

Laktoseintoleranz (Milchzuckerunverträglichkeit)

In den Flimmerhärchen der Darmzotten des Dünndarms befindet sich das Enzym Laktase. Seine Funktion besteht darin, den Zweifachzucker Laktose (Milchzucker) in die Einzelzucker Glukose und Galaktose zu spalten. Nur die Einzelzucker können im Darm aufgenommen werden. Wird aufgrund von Laktasemangel der Milchzucker im Dünndarm nicht in Glukose und Galaktose gespalten, gelangen größere Mengen Milchzucker in den Dickdarm, wo er Bakterien als Substrat für Gärungsprozesse zur Verfügung steht. Hierbei entstehen Gase und organische Säuren. Diese bewirken ein Einströmen von Wasser in den Darm sowie vermehrte Darmbewegungen. Derartige bakterielle Gärungsprozesse sind die Ursache für die Beschwerden (Durchfall, Blähungen, Bauchkrämpfe), die bei einer Laktoseintoleranz auftreten. Die Laktoseintoleranz (Kuhmilchzuckerunverträglichkeit) als Enzymmangel darf nicht mit der Milchallergie verwechselt werden, bei der es sich um eine aktive Immunreaktion aufgrund einer echten Allergie gegen Kuhmilcheiweiß handelt. Die Laktoseintoleranz ist in den meisten Fällen erblich. Hier unterscheidet man zwischen kongenitaler und primärer Laktoseintoleranz. Die kongenitale (angeborene) Laktoseintoleranz ist sehr selten. Hierbei kann ein betroffenes Kind von Geburt an keinen Milchzucker spalten. Weitaus häufiger, und mit zunehmender Tendenz von Nord nach Süd, ist die primäre Laktoseintoleranz. Sie stellt sich zwischen dem 2. und 20. Lebensjahr ein. Hierbei verliert der Betroffene die Fähigkeit, Milchzucker zu spalten. Dieser Prozess ist schleichend und wird oft erst sehr spät als Ursache der entstehenden Symptome erkannt. In Mitteleuropa ist etwa jeder dritte bis zweite betroffen, in Asien und Afrika beträgt die Häufigkeit fast 100 Prozent. Daneben gibt es noch die erworbene Form der Laktoseintoleranz. Diese ist nicht erblich verursacht, sondern tritt meist als Folge anderer, meist inflammatorischer (entzündlicher) Darmprozesse auf, wobei die Darmzotten zerstört werden. Ursache können eine Zöliakie, Morbus Crohn oder schwere Darminfekte sein. Hier besteht allerdings die Möglichkeit, dass sich die Laktoseintoleranz zurückbildet, wenn die Ursachen behoben werden. Diagnostisch gibt es zwei Möglichkeiten, eine Laktoseintoleranz nachzuweisen.

Seit 2002 ist die genetische Ursache für den primären Laktasemangel bekannt. Es handelt sich um einen sogenannten SNP (single nucleotide polymorphism) im LCT-Gen.

Genauer: An Position -13910 im 5' flankierenden Bereich des Gens kann entweder die Base Cytosin [C] oder aber die Base Thymidin [T] vorliegen. Auf diesen Basenaustausch bezogen spricht man vom CC- beziehungsweise vom TT-Genotyp. Beim TT-Genotyp erfolgt die physiologisch bedingte Reduzierung der Laktaseaktivität im Erwachsenenalter nicht. Mit einem einfachen Gentest lässt sich dies nachweisen. Dabei liegt beim Träger der CC-Variante eine genetisch determinierte Laktoseintoleranz vor, während bei den Trägern der CT- und der TT-Variante keine genetisch bedingte Laktoseintoleranz vorliegt.

Die zweite Möglichkeit zum Nachweis einer Laktoseintoleranz ist der sogenannte Atemtest. Nüchtern wird eine Null- oder Referenzmessung durchgeführt, die den Wasserstoffgehalt in der Atemluft ohne Laktose misst. Anschließend wird dem Probanden eine Laktoselösung zum Trinken verabreicht. In Abständen von 30 Minuten werden dann mehrere Atemgasproben entnommen und die Wasserstoffkonzentration gemessen. Kommt es zu einem Anstieg, ist das ein Hinweis für eine Laktoseintoleranz. Im Gegensatz zum Gentest erfasst diese Methode auch die erworbene Form der Laktoseintoleranz. Man muss allerdings anmerken, dass dieser Test nicht sehr angenehm für den Patienten ist. Besteht nämlich eine Laktoseintoleranz, muss mit erheblichen unangenehmen Folgen gerechnet werden wie schwere Blähungen, Bauchkrämpfe und Durchfall.

Therapeutisch gibt es auch hier zwei Alternativen.

Die Erste ist die Meidung aller laktosehaltigen Nahrungsmittel, insbesondere natürlich der Milchprodukte. Laktose wird aber auch als beliebter Zusatzstoff in vielen Fertiggerichten verwendet. Ein Blick auf die Zusatzstoffliste ist also unbedingt anzuraten. Außerdem wird Laktose auch in sehr vielen Arzneimitteln als Füllstoff benutzt.

Die zweite Möglichkeit ist die Einnahme von Laktase (zum Beispiel Lactigest), dem fehlenden Enzym, etwa 30 Minuten vor der Nahrungsaufnahme. Hierdurch lässt sich das fehlende Enzym ersetzen, und die Symptome treten nicht mehr auf.

In den Darmzotten des Dünndarms befindet sich das Enzym Laktase. Seine Funktion besteht darin, Milchzucker aufzuspalten, sodass er vom Darm aufgenommen werden kann. Fehlt dieses Enzym oder ist es in zu geringer Menge vorhanden, gelangen größere Mengen Milchzucker in den Dickdarm und lösen Gärungsprozesse aus. Die Laktoseintoleranz darf nicht mit der Milchallergie verwechselt werden, bei der es sich um eine Immunreaktion auf eine echte Allergie handelt. Die Laktoseintoleranz ist in den meisten Fällen erblich und lässt sich mit einem einfachen Gentest nachweisen. Die zweite Möglichkeit zum Nachweis einer Laktoseintoleranz ist der sogenannte Atemtest.

Fruktoseintoleranz/Fruktosemalabsorption

Fruktoseintoleranz ist eine Krankheit, die durch eine erbliche Störung des Fruktosestoffwechsels bedingt ist, bei der Fruktose (Fruchtzucker) nicht oder nicht in ausreichenden Mengen abgebaut werden kann. Als Folge ist der Fruchtzuckergehalt in den Zellen mit einer toxischen Wirkung erhöht, der wiederum die Verstoffwechselung der Glukose stört und eine Unterzuckerung verursacht. Die sehr seltene hereditäre (ererbte) Fruktoseintoleranz darf nicht mit der sehr viel häufiger vorkommenden Fruktosemalabsorption verwechselt werden.

Diese kann auch durch einen übermäßig hohen Konsum von Fruchtzucker in Form von Früchten, Fruchtsäften und anderen mit Fruktose gesüßten Lebensmitteln entstehen.

Die intestinale, den Darmkanal und auch den Verdauungstrakt betreffende, Fruktoseintoleranz kommt häufig vor. Sie wird als Fruktosemalabsorption bezeichnet. Die Fruktosemalabsorption ist in Mitteleuropa sehr häufig anzutreffen, 30 bis 40 Prozent der Bevölkerung leiden daran.

Hierbei liegt bei dem Transportprotein GLUT-5 keine oder eine nur eingeschränkte Aktivität vor. GLUT-5 ist für die Aufnahme von Fruktose im Dünndarm verantwortlich. Bei fehlender oder eingeschränkter Funktion wird die Fruktose weiter bis in den Dickdarm transportiert. Hier wird sie dann durch Bakterien vergärt, wobei erhebliche Mengen Wasserstoff und Kohlendioxid entstehen. Diese Gase führen dann zu starken Blähungen. Durch verringerte Wasserrücksorption kann es zusätzlich zu Durchfällen kommen. Ob die Symptome stark oder schwach ausfallen, hängt davon ab, wie viel Fruchtzucker aufgenommen wurde und wie ausgeprägt die Resorptionsschwäche ist.

Zur Feststellung einer Fruktosemalabsorption wird

die Wasserstoffatemgasanalyse benutzt. Diese misst die Wasserstoffkonzentration in der ausgeatmeten Luft nüchtern und nach Fruktoseaufnahme. Im ersten Schritt wird morgens nüchtern die Atemluft auf H_2 gemessen. Nach der Entnahme der Referenzprobe wird Fruktose in Wasser aufgelöst und getrunken. Es folgen vier weitere Messungen. Wenn dabei der H_2-Gehalt signifikant ansteigt, spricht man von einer Fruktosemalabsorption.

Eine erhöhte H_2-Konzentration tritt typischerweise bei Resorptionsstörungen und Verdauungsstörungen von Kohlenhydraten und Fetten auf. Da die zu untersuchende Person bei diesem Test nur Fruktose zu sich nimmt, ist der Test sehr spezifisch für die Diagnose der Fruktosemalabsorption.

Die Hauptsymptome einer Fruktosemalabsorption sind primär gastro-intestinale Beschwerden wie Blähungen und Krämpfe. Diese treten meist zwischen 30 Minuten und einer Stunde nach Verzehr auf, Durchfälle können nach etwa zwei Stunden auftreten. Es gibt auch Hinweise, dass Fruktosemalabsorption für psychische Leiden, wie Depression und Angstzustände, verantwortlich sein könnte. In Studien (Ledochowsky) konnte ein Zusammenhang zwischen dem Schweregrad der Depression und der Fruktosemalabsorption gezeigt werden. Ursache hierfür könnte sein, dass bei nichtresorbierter Fruktose diese sich mit Tryptophan zu einer sogenannten Schiff'schen Base vereinigt. Damit wird Tryptophan dem Organismus entzogen. Tryptophan ist die Vorstufe zum Serotonin, dem Glückshormon, das nicht mehr oder nicht mehr genügend gebildet werden kann.

Die Therapie einer Fruktosemalabsorption liegt hauptsächlich im Vermeiden von Fruchtzucker. Geringe Mengen Fruchtzucker können toleriert werden, wenn er zusammen mit Glukose konsumiert wird, weil Fruktose dann mit dem GLUT-1, dem Glukosetransporter, zusammen aufgenommen werden kann.

Bei der Fruktoseintoleranz (Fruchtzuckerintoleranz) kann der Fruchtzucker, meist durch eine erblich bedingte Störung, nicht oder nicht in ausreichendem Maße abgebaut werden. Als Folge davon erhöht sich der Fruchtzuckergehalt in den Zellen, der die Verstoffwechselung der Glukose im Blut stört und eine Unterzuckerung verursacht.

Fruchtzuckerintoleranz darf nicht mit der sehr viel häufiger vorkommenden Fruchtzuckermalabsorption verwechselt werden. Bei einer Fruchtzuckermalabsorption wird der Fruchtzucker nicht im Dünndarm aufgenommen, sondern in den Dickdarm transportiert und dort mittels Bakterien vergärt.

Zur Feststellung einer Fruktosemalabsorption wird die Atemgasanalyse eingesetzt. Im Gegensatz zu Laktoselösung (siehe Laktoseintoleranz) trinkt man eine Fruktoselösung.

Die Hauptsymptome einer Fruktosemalabsorption sind primär Beschwerden wie Blähungen und Krämpfe.

Die Therapie einer Fruchtzuckermalabsorption liegt im Wesentlichen im Meiden von Fruchtzucker.

Histaminintoleranz

Histamin ist für den menschlichen Organismus unentbehrlich, da es lebenswichtige Funktionen erfüllt. Es wird sowohl im Körper produziert, als auch mit der Nahrung in unterschiedlicher Menge aufgenommen. Probleme entstehen nur durch zu große Mengen oder nichtabgebautes Histamin. Dann führt Histamin zu allergischen und pseudoallergischen Reaktionen. Daneben ist Histamin für die typischen Symptome der Typ-1-Allergie verantwortlich. Histamin wirkt sich senkend auf den Blutdruck aus.

Man spricht von Histaminintoleranz, wenn die körpereigene Abbaufunktion von Histamin gestört ist. Das Hauptabbauenzym ist die DiAminoOxidase oder kurz DAO. Sie ist normalerweise in allen wichtigen Organen vorhanden und so auch im Darm. Mit der Nahrung nehmen wir zum Teil erhebliche Mengen an Histamin auf. Histaminhaltige Nahrungsmittel sind in erster Linie Nahrungsmittel, die in ihrem Herstellungsprozess eine Gärung durchschritten haben, also Wein (besonders Rotwein und Champagner), Salami, Sauerkraut, Käse oder leicht verderbliche Nahrungsmittel wie Fisch. Beim Fisch sind es besonders Thunfisch, Schwertfisch, Sardinen. Hier befindet sich das meiste Histamin in den dunklen, besonders bluthaltigen Fleischabschnitten. Diese sollten vor dem Verzehr entfernt werden.

Reaktionen auf Nahrungsmittel werden oft fälschlich als Nahrungsmittelallergie interpretiert, obwohl es sich um eine Histaminintoleranz handelt.

Wer hat nicht schon die Erfahrung gemacht, dass nicht generell jeder Rotwein zu Kopfschmerzen oder anderen Symptomen führt. Dasselbe beobachtet man bei Käsesorten. Der Grund sind die oft stark schwankenden Histamingehalte innerhalb von Nahrungsmittelgruppen. Diese hängen im Wesentlichen von der Herstellungsart ab. Fermentierte Produkte sowie Konserven sind im Allgemeinen reich an Histamin. Da der Histaminwert nicht auf der Verpackung vermerkt ist, hat der Konsument keinen Anhaltspunkt, ob oder wie viel Histamin in einem Nahrungsmittel ist.

Daneben gibt es sogenannte Histaminliberatoren, die, unabhängig vom Histamingehalt oder einer allergischen Reaktion, in der Lage sind, körpereigenes Histamin freizusetzen. Hierzu gehören Schokolade und Kakao, Zitrusfrüchte, Nüsse, Hülsenfrüchte, Weizenkeime, schwarzer und grüner Tee, Tomaten, Erdbeeren, Bananen, Ananas, Kiwi, Papaya, Himbeeren, Birnen.

Die gestörte Darmflora stellt ebenfalls eine wichtige Quelle von Histamin dar. Eine durch Dysbiose vorherrschende proteolytische Darmflora bildet erhebliche Mengen an Histamin und anderen biogenen Aminen. Eine solche Überwucherung von Fäulnisbakterien, übrigens leicht am unangenehmen Geruch des Stuhls festzustellen, wird durch zu fettreiche und proteinreiche Ernährung, gepaart mit unzureichender oder überlasteter Verdauung gefördert. Dabei entsteht nicht nur Histamin, sondern andere biogene Amine wie Cadaverin und Putrescein, die zusätzlich zu einer Hemmung der DAO führen. Außerdem stehen biogene Amine im Verdacht, Dickdarmkrebs zu verursachen.

Temporärer DAO-Mangel kann ebenfalls durch einen Mangel an Vitamin B6 und Kupfer entstehen. Ein Mangel an Kupfer hat zur Folge, dass nicht genügend DAO gebildet werden kann. Vitamin B6 ist ein Kofaktor der DAO. Ohne Vitamin B6 kann das Enzym kein Histamin abbauen.

Nicht nur die unzureichende Produktion des Enzyms DiAminoOxidase, sondern auch die Hemmung des Enzyms führt zur Histaminintoleranz. Als potente Hemmer der DAO kommen besonders Alkohol, aber auch einige gängige Medikamente infrage: Acetylcystein, Ambroxol, Aminophyllin, Amitryptlin, Choroquin, Clavulinsäure, Isoniazid, Metamizol, Metoclorami, Propafenon, Verapamil. Medikamente, die die Freisetzung von Histamin fördern: Diclofenac, Indometacin, Codein, Flubiprofen, Naproxen, Ketoprofen, Salizylsäure.

Wer also eine leicht eingeschränkte DAO-Aktivität hat, vielleicht verschnupft ist und Medikamente dagegen einnimmt, läuft Gefahr, beim Verzehr einer Pizza mit Salami und Käse dazu Rotwein und einen Grappa, an Symptomen der Histaminintoleranz zu leiden. Dieses Essen vereinigt nämlich eine gewichtige Histaminbelastung mit gleich mehreren Histaminhemmern.

Die häufigsten Symptome einer Histaminintoleranz sind:

- Bauchschmerzen, Krämpfe
- Durchfälle, wechselnd mit normalen Phasen (»Reizdarm«)
- chronische Verstopfung
- Blähungen und Völlegefühl, oft sehr massiv und unabhängig vom Essen, teilweise schon morgens beim Aufwachen
- Kopfschmerzen, oft migräneartig, meist wenig durch Medikamente beeinflussbar
- Fließschnupfen, Augentränen, meist bei oder nach dem Essen, ohne, dass Allergien bekannt sind
- Hautausschläge, Ekzeme, Nesselsucht, teils lange bestehend, teils kommend und gehend ohne eine scheinbar erkennbare Ursache
- Akne Rosazea (Gesichtskuperose)
- Schwindelattacken, oft Gefühl »wie Watte im Kopf«
- schlagartig einsetzende psychische Veränderungen (zum Beispiel Aggressivität, Unaufmerksamkeit, Konzentrationsstörungen), meist bei oder nach einer Mahlzeit
- »bleierne Müdigkeit«, meist bei oder nach dem Essen, die zu einem Schlafzwang führt und oft mehrere Stunden lange Schlafphasen erfordert. Oft ohne anschließende Erholungsgefühle (»wie gerädert«)
- Frösteln, Zittern, Unwohlsein, niedriger Blutdruck (selten hoher Blutdruck)

Hinweis: Es ist zu bemerken, dass Schwangere bis zu hundertfach höhere DAO-Aktivität aufweisen als Nichtschwangere. Dies hat die Natur zum Schutz der Frucht eingerichtet, um eine Kontraktion des Uterus zu verhindern. Deshalb leiden Schwangere kaum an Allergien oder Migräne. Dadurch steigt aber auch der Blutdruck.

Wie kann man herausfinden, ob man eine Histaminintoleranz hat oder nicht?

Eine Möglichkeit ist die genaue Beobachtung der körperlichen Reaktionen auf Nahrungsaufnahme. Treten oben genannte Symptome etwa 30 Minuten bis 2 Stunden nach Nahrungsaufnahme auf, und dies besonders bei histaminreichen Nahrungsmitteln, ist eine Histaminintoleranz wahrscheinlich und sollte weiter mittels eines Bluttests abgeklärt werden. Bei Frauen treten meist auch Regelbeschwerden auf. Diese sind ebenfalls ein Hinweis auf einen gestörten Histaminabbau. Weitere Indizien sind etwa erhöhte Neigung zu Seekrankheit und lange juckende und schwellende Einstichstellen von Mückenstichen.

Bei einer Histaminintoleranz bieten sich heutzutage zwei therapeutische Möglichkeiten:

Zum einen natürlich die Meidung histaminhaltiger Nahrung. Dies kann mitunter schwierig sein, da auf den Verpackungen keinerlei Hinweis auf den Histamingehalt steht. Am meisten Histamin enthalten Tomaten, Auberginen, Wein, Roquefort, Parmesan, Sauerkraut, Schinken, Rohwürste, Camembert, Salami, geräucherte und andere Fischprodukte, Cheddarkäse, Spinat, Emmentaler und Hefeextrakte.

Außerdem sollten alle bekannten Hemmer der DAO vermieden werden, in erster Linie Alkohol.

Seit Kurzem ist aber auch ein Supplement erhältlich (DAOSIN), das das fehlende Enzym ersetzt. Nimmt man dieses vor oder nach dem Essen, wird das aufgenommene Histamin abgebaut und es kommt nicht mehr zu histaminbedingten Symptomen.

Histamin ist für den menschlichen Organismus unentbehrlich.

Von Histaminintoleranz spricht man, wenn die körpereigene Abbaufunktion von Histamin gestört ist. Dabei führt nicht nur die unzureichende Produktion des Enzyms im Körper, sondern auch die Hemmung desselben zu einer Histaminintoleranz. Das Enzym kann durch Alkohol und gängige Medikamente gehemmt werden.

Histamin ist für die typischen Symptome einer Allergie-Typ-1-Reaktion verantwortlich.

Es gibt häufige Symptome einer Histaminintoleranz (siehe Aufzählung oben).

Über Blut kann zudem getestet werden, wie hoch der DAO-Spiegel im Körper ist.

Reaktionen gegen Nahrungsmittel werden oft fälschlicherweise als Nahrungsmittelallergie interpretiert, obwohl es sich um eine Histaminintoleranz handelt.

Zöliakie

Als Zöliakie bezeichnet man eine Erkrankung, die durch eine Unverträglichkeit von Gluten im Essen verursacht wird. Als Reaktion auf Gluten werden die Zotten des Dünndarms durch das Immunsystem geschädigt. Die Dünndarmzotten können Nährstoffe nur noch vermindert aufnehmen. Massive Beschwerden können dadurch hervorgerufen werden (siehe unten).

Ist eine Zöliakie diagnostiziert, kann sie nur durch strikte glutenfreie Ernährung behandelt werden. Glutenhaltige Nahrungsmittel müssen konsequent und in der Regel lebenslang gemieden werden.

Was ist der Unterschied zwischen Zöliakie und Glutenunverträglichkeit?

Glutenunverträglichkeit kann sich auf mannigfaltige Weisen äußern. Glutenunverträglichkeit ist keinesfalls mit der Zöliakie gleichzusetzen. Leider geschieht das aber oft, sogar bei renommierten Gastroenterologen. Glutenunverträglichkeit auf eine Zöliakie zu reduzieren, ist ein grober Fehler. Die Zöliakie, wie oben beschrieben, ist eine durch Gluten verursachte Autoimmunerkrankung des Dünndarms, wobei die Darmzotten zerstört werden. In der Folge können Lymphome entstehen. Dies ist eine schwerwiegende Darmerkrankung, die absolute Glutenabstinenz erfordert. In über 90 Prozent der Fälle ist die Zöliakie genetisch prädisponiert, das heißt, bei diesen Patienten besteht ein Genpolymorphismus, der die Krankheit begünstigt. Die Entstehung einer Zöliakie kann bis zu 13 Jahre in Anspruch nehmen, bevor sie klinisch manifest wird. Von allen Patienten mit einer Glutenunverträglichkeit ist aber nur knapp 1 Prozent auch an Zöliakie erkrankt. Die anderen 99 Prozent leiden an extraintestinalen, also außerhalb des Darms lokalisierten Beschwerden, die durch Gluten bedingt sind. Die nachfolgende Auflistung gibt einen Auszug der möglichen Symptome, die durch Gluten verursacht werden können. Diese gelten ebenfalls als Komplikationen oder begleitende Symptome einer Zöliakie. Aber sie können eben auch unabhängig von einer Zöliakie durch Gluten verursacht werden. Oft sind sie auch Vorboten einer Zöliakie, auf die man achten sollte. Beim Auftreten dieser Symptome sollte man dringend an eine Glutenunverträglichkeit denken und sich entsprechend testen lassen.

Symptome einer Zöliakie bei Erwachsenen

- breiiger fetter Stuhl
- Durchfall
- Obstipation
- Erbrechen
- Völlegefühl
- Zungenbrennen
- Knochenschmerzen
- Blähungen
- fahle Haut
- Nervosität und Depressionen
- Eisenmangel
- Folsäuremangel
- Anämie

Symptome einer Zöliakie bei Kindern

- Wachstumsstörungen
- Erbrechen
- vorgewölbter Bauch
- Gewichtsverlust
- schlaffe Muskulatur
- übel riechender Stuhl
- Appetitlosigkeit
- Missmutigkeit
- Blässe
- Müdigkeit
- Durchfall
- häufige Atemwegsinfekte
- Obstipation

Krankheiten, die durch eine Glutenunverträglichkeit verursacht sein können

- Diabetes Typ 1
- Autoimmunthyreoiditis
- rheumatoide Arthritis
- Sjögren-Syndrom (Austrocknung von Mundschleimhaut und Tränenflüssigkeit)
- Dermatitis herpetiformis Duhring
- Thrombozytopenische Purpura
- Hämolytische Anämie
- chronische Autoimmunhepatitis
- neurologische und psychiatrische Krankheiten
- Autismus
- Fehlgeburten
- Infertilität
- Sarcoïdose (Knötchenbildung auf Organen und im Bindegewebe)
- Hyperparathyoidose, Osteoporose
- Hyperpermeabilität des Darms und starke Zunahme von Nahrungsmittelunverträglichkeiten
- Morbus Crohn
- Migräne

Es ist allerdings wichtig, nicht die Grenzwerte von Gliadinantikörpern zu benutzen, wie sie bei der Zöliakiediagnostik angewendet werden. Diese sind viel zu hoch angesetzt, um mit der Biopsie zu korrelieren, die immer noch als Goldstandard für eine Zöliakieerkrankung gilt. Oft werden Gliadin oder Gluten-IgG-Antikörper als unspezifisch für eine Zöliakie betrachtet, und daher werden die Grenzwerte entsprechend hoch angesetzt. Dies ist auch richtig, wenn es sich um eine Zöliakiebestimmung handelt. Es ist aber grundlegend falsch, wenn man eine Glutenunverträglichkeit diagnostizieren will. Hier sind diese Tests keinesfalls falsch positiv. Bei richtig gesetzten Referenzwerten erweisen sich diese Tests als besonders wertvoll, um eine Glutenunverträglichkeit nachzuweisen. Klinisch relevant erweisen sie sich dann bei Glutenabstinenz. Bei allen, und ich betone bei allen Patienten, die IgG gegen Gluten im Blut nachweisbar hatten, hat sich eine signifikante Verbesserung des Zustands nach Glutenabstinenz eingestellt, ohne dass diese Patienten eine Zöliakie hatten.

Bei mehreren Patienten, die eine Glutenunverträglichkeit hatten, aber nachweislich keine Zöliakie, traten Darmbeschwerden auf, die den Symptomen einer Zöliakie glichen. Spezifische Serumtests wie Antikörper gegen Antitransglutaminase sowie Biopsien (Entnahme von Material aus einem lebenden Organismus, in diesem Fall Darmschleimhaut) waren aber stets negativ. Gluten können also auch Darmbeschwerden verursachen, ohne dass eine Zöliakie vorliegt. Dies ist besonders wichtig für Patienten, die, nachdem sie einen auf Gluten positiven Blutbefund erhalten haben, anschließend die wichtige Untersuchung zum Ausschluss einer Zöliakie machen lassen. Selbst wenn diese negativ ausfällt, also keine Zöliakie vorliegt, sollten die Patienten Gluten meiden. Leider wird dies oft von Gastroenterologen nicht beachtet.

In unseren Testreihen konnte eine Korrelation, also ein Zusammenhang zwischen der Intensität einer Glutenunverträglichkeit, dargestellt durch die Anzahl an IgG-Antikörpern gegen Gluten und der Zahl der zusätzlich auftretenden IgG-Reaktionen gegen Nahrungsmittel, gefunden werden. Während im Durchschnitt etwa 20 Reaktionen bei Abwesenheit von IgG gegen Gluten gemessen wurden, stieg dieser Wert stark an, wenn gleichzeitig IgG gegen Gluten vorlag (im Durchschnitt 74 zusätzliche Reaktionen gegen andere Nahrungsmittel). Dies zeigt, dass Gluten unabhängig von einer Zöliakie zu einer Erhöhung der Darmpermeabilität und der Entstehung zusätzlicher Unverträglichkeiten beiträgt.

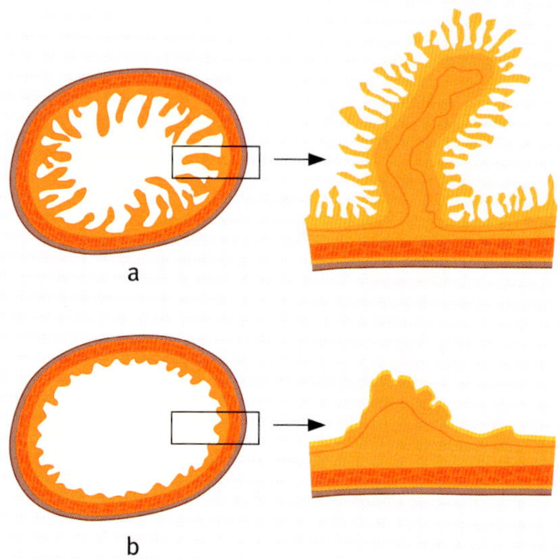

Veränderung der Dünndarmschleimhaut bei Zöliakie:
a – intakte Dünndarmschleimhaut mit Darmzotten;
b – Atrophie (Gewebeschwund) der Dünndarmzotten als Folge einer Reaktion auf Gluten.

Fazit: Glutenunverträglichkeit ist nicht mit einer Zöliakieerkrankung gleichzusetzen. Gluten können für eine ganze Reihe von Symptomen und Erkrankungen ursächlich verantwortlich sein, ohne dass eine Zöliakie vorliegt. Der Nachweis von Antikörpern gegen Gluten sollte eine Ausschlussdiagnostik einer Zöliakie nach sich ziehen. Unabhängig vom Ausgang dieser Diagnostik sollte auf Gluten verzichtet werden. Ihre Gesundheit wird es Ihnen danken.

Vitalstoffe, Pflanzen und Maßnahmen, die das Immunsystem und den Stoffwechsel wieder fit machen

Vitamine, Mineralstoffe, Spurenelemente, Aminosäuren und andere Vitalstoffe werden von unserem Körper in sehr geringen Mengen benötigt. Deshalb nennt man sie auch Mikronährstoffe. Sie sind natürliche Bestandteile unserer Nahrung und für die optimale Funktion der Organe unumgänglich. Sie werden zusammen mit den Makronährstoffen, Kohlenhydraten, Fetten, Eiweißen und auch Wasser für die Energiegewinnung und Zellneubildung des Körpers benötigt.

Alle Mikronährstoffe arbeiten untereinander synergistisch, das heißt, sie sind ganzheitlich an einem gut funktionierenden Stoffwechsel beteiligt. Wir können den Mikronährstoffhaushalt mit einem Uhrwerk vergleichen. Wenn ein Rädchen oder ein Schräubchen fehlt, funktioniert das Uhrwerk nicht mehr. Somit ist das Zusammenspiel aller Mikronährstoffe maßgeblich daran beteiligt, dass die Lebensqualität auf einem optimalen Niveau ablaufen kann.

In den fünfziger Jahren wurde die moderne Vitalstoffmedizin durch den amerikanischen Biochemiker Professor Linus Pauling ins Leben gerufen. Pauling ist der Vater der orthomolekularen Medizin, was nichts anderes bedeutet als »die richtigen Moleküle beziehungsweise Vitalstoffe betreffend«. Jeder Mensch hat einen ganz individuellen Bedarf an Vitalstoffen. Es ist somit nicht richtig, dass pauschale Bedarfsmengen angegeben werden. Die Gesamtmenge der Stoffe, die jeder Mensch braucht, ist genauso wichtig wie jede Einzelmenge an sich.

Uwe Gröber, einer der ausgewiesenen Vitalstoffexperten hat einmal gesagt: »In unseren Breitengraden nimmt jeder Mensch genug Vitalstoffe auf, um zu überleben, aber vielfach nicht, um zu leben. Genau darin kann vielleicht der Unterschied zwischen den Aussagen ›Es geht mir nicht schlecht‹ und ›Es geht mir gut‹ liegen.«

Eine vollwertige und abwechslungsreiche Ernährung mit möglichst biologisch angebautem Gemüse und Früchten, mit den so wichtigen Fetten (siehe Seite 107 f.) und Ballaststoffen, gepaart mit einer sogenannten vernünftigen Lebensführung – wie man das auch immer interpretiert –, ist nach wie vor der Grundstein für eine körperliche Fitness.

Vitalstoffe nehmen einen immer größeren Stellenwert ein. Etwa 70 Prozent der Lebensmittel, die wir heute essen, sind industriell hergestellt oder verarbeitet und haben nur noch einen geringen Gehalt an Vitalstoffen. Es beginnt schon bei der Produktion der Esswaren: Tiermästung unter unwürdigen Bedingungen und beschleunigt durch verschiedenste (chemische) Futterzusätze, Gemüse und Früchte, die in riesigen Treibhäusern unter Einsatz von Spritzmitteln gegen Pilzbefall und Schädlinge aufgezogen werden. Menschen, die sich in solchen Anlagen aufhalten, müssen ihre Arbeiten zum Teil mit Vollschutz verrichten und leiden nicht selten an markanten Gesundheitsstörungen, die bis zur Arbeitsunfähigkeit führen können. Von den Lebensmitteln, die gentechnisch verändert werden, ganz zu schweigen. Was das auf die Dauer für unsere Gesundheit bedeutet, können oder wollen auch Wissenschaftler mehrheitlich heute nicht preisgeben. All dies geschieht nicht zuletzt, damit möglichst preisgünstige Rohstoffe für die industrielle Weiterverarbeitung zur Verfügung stehen. Dabei ist es für den Hersteller nicht wichtig, dass die verwendeten Grundstoffe bis zu 80 Prozent ihrer wertvollen Inhaltsstoffe verlieren. Auf den Packungen steht dann vielleicht: »Angereichert mit XY«, wobei anreichern nichts anderes bedeutet, als dass die Nährstoffe, die vor der Verarbeitung natürlicher Bestandteil waren, in irgendeiner Form und in der Regel nur vereinzelt wieder zugesetzt wurden.

Wenn wir die Werbung verfolgen, werden die industriell verarbeiteten Lebensmittel heute allesamt als gesund und wertvoll für den Menschen angepriesen. Damit sie aber die Transporte überstehen und möglichst lange in den Verkaufsregalen und dann noch zu Hause im Lebensmittelschrank »überleben« können, ist der Chemiker gefragt. Ein Schlagwort bei den Herstellern von industrieller Nahrung ist »shelf life«. (Nicht die Gesundheit des Menschen steht bei ihnen an erster Stelle, sondern die Haltbarkeit des Lebensmittels: »shelf« = Regal.)

Wenn man einmal ein Etikett eines Fertigprodukts genauer anschaut, wird einem mulmig. Das sogenannte gesunde Lebensmittel strotzt vor Zusatzstoffen. Viele davon sind nicht so harmlos, wie man uns weismachen will (siehe Literatur, Hans-Ulrich Grimm). Lebensmittelzusätze, aber auch gewisse Medikamente können die Aufnahme der wichtigen Vitalstoffe im Körper negativ beeinflussen. Tragisch kann sich das vor allem bei Kindern auswirken. Für Essstörungen sind oft fehlgeleitete Informationen im Körper verantwortlich, die durch Lebensmittelzusatzstoffe hervorgerufen werden (Hans-Ulrich Grimm).

Unsere Esskultur besteht heute zum Großteil aus Fertig- oder Halbfertigprodukten, somit einer Ernährung, bei der wir die Vitalstoffe nicht mehr in der notwendigen Menge und Zusammensetzung erhalten. Die überall propagierten fünf Portionen (Bio-)Gemüse pro Tag sind sicher sinnvoll.

Regelmäßig frische Bioware auf dem Esstisch, und dabei ist nicht nur an Früchte und Gemüse gedacht, wäre für uns und vor allem für unsere Kinder eine probate Zielvorgabe. Solange wir uns aber mehrheitlich industriell verpflegen, muss über das zusätzliche Zuführen von Mikronährstoffen mindestens nachgedacht werden.

Gerade wenn Sie unter Gesundheitsstörungen leiden, kann es angezeigt sein, Mikronährstoffe in Form eines Präparats einzunehmen. Dabei ist es wichtig, dies in der für Sie richtigen Menge und Zusammensetzung zu tun, was nur durch einen geschulten Fachmann verordnet werden kann. Auf dem Markt existieren viele und zum Teil qualitativ ausgezeichnete Produkte.

Ich arbeite aus Gründen der Individualität der Menschen seit Jahren mit Vitalstoffen, die den genauen Bedürfnissen entsprechen und auf einfache Weise zusammengesetzt werden können. Eine Möglichkeit, die ich allen voran bei Spitzensportlern einsetze. Anhand einer speziell erarbeiteten Blutanalyse wird die richtige Mischung errechnet und dann von uns zusammengestellt. Nach einer bestimmten Zeit kann über das Blut wiederum festgestellt werden, ob und wie die Person die einzelnen Stoffe aufnimmt und verstoffwechselt. Dadurch kann die Zusammensetzung jederzeit punktgenau angepasst werden.

Flüssigkeitszufuhr

Kein Leben ohne Wasser

In meiner Jugendzeit gab es einen Schlager mit dem sinnigen Text: »Wasser ist zum Waschen da.« Mit dieser banalen Ausschließlichkeit tut man dem Wasser in höchstem Maße unrecht.

Unsere Erde wird als blauer Planet bezeichnet, 71 Prozent ihrer Oberfläche sind mit Wasser bedeckt, 98 Prozent davon befinden sich in den Meeren. Wasser ist lebensnotwendig. Wasser ist auch für den Temperaturausgleich unsers Klimas zuständig, denken wir an den Golfstrom.

Von den bekannten 103 Substanzen, die auf der Erde zu finden sind, lassen sich 84 in Wasser lösen. Somit ist Wasser das Lösungsmittel Nummer eins und ein optimales Transportvehikel für Mineralstoffe und andere lebenswichtige Substanzen.

Menschen, Tiere und Pflanzen können ohne Wasser nicht leben. Wasser gehört zu den Grundkomponenten der Nahrung. Damit ein menschlicher, tierischer oder pflanzlicher Körper seine Funktionen überhaupt ausüben kann, besteht er zu einem großen Teil aus Wasser und muss dieses laufend zuführen.

Der Verlust von Wasser über Haut und Lunge beträgt pro Tag etwa 0,9 Liter. Bei größerer Atemfrequenz oder in großer Höhe, beim Aufenthalt in trockener oder warmer Luft und bei körperlicher Anstrengung steigt dieser Verbrauch enorm an. Da können schon einmal zusätzliche 0,5 Liter pro Stunde über die Haut verloren gehen. Über den Magen-Darm-Trakt werden noch einmal 100 bis 200 Milliliter und über den Urin 1,5 Liter abgegeben. Dabei muss auch bedacht werden, dass mit

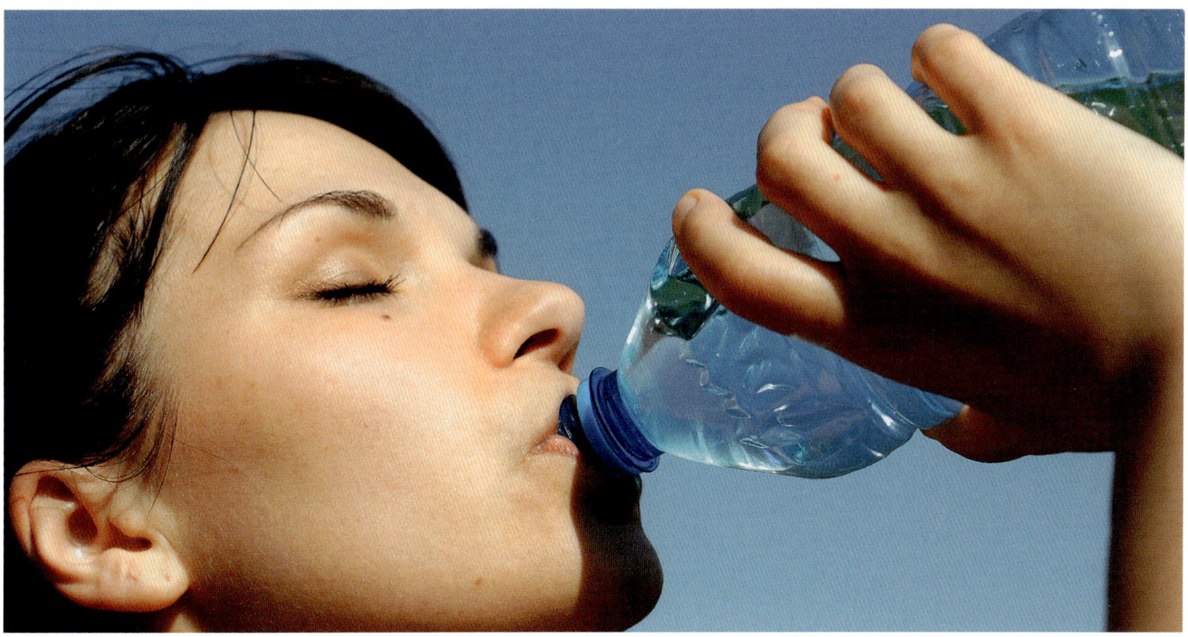

Wasser, das unverzichtbare Lebensmittel.

dem Flüssigkeitsverlust auch Mineralstoffe ausgeschieden werden. Somit muss, wenn der Wasserverlust 3 Liter pro Tag übersteigt, mindestens das Natrium ersetzt werden. Bei Menschen, die regelmäßig trainieren, vermindert sich jedoch dieser Natriumverlust.

Der Körper eines Erwachsenen mit etwa 70 Kilogramm Körpergewicht besteht zu rund 60 Prozent aus Wasser. Mehr als die Hälfte des Körperwassers befindet sich in den Zellen. Dort laufen die Stoffwechsel ab. Wasser hat einen bedeutenden Einfluss auf die Konzentrationsfähigkeit. Bereits ein Verlust von 2 Prozent verringert diese merklich.

In den USA wurden Studien mit verschiedenen Gruppen von Studenten anlässlich einer Prüfung durchgeführt. Die einen mussten vor und während der Prüfung regelmäßig trinken, die anderen nahmen seit dem Abend zuvor keine Flüssigkeit mehr zu sich. Die Unterschiede der Prüfungsresultate traten deutlich zutage. Diejenigen Studenten, die tranken, schnitten signifikant besser ab.

Wie viel Wasser braucht der Mensch?

Wie hoch ist nun der tägliche Flüssigkeitsbedarf des Menschen? Von Experten erhalten wir Mengenangaben, die zwischen 1,5 und 4 Liter pro Tag liegen. Die Empfehlung 4 Liter kommt aus den USA.

Sicher wird die Menge von der Stoffwechselleistung, der Umgebung und dem Wassergehalt der eingenommenen Lebensmittel beeinflusst. Aus meiner Sicht muss aber doch ein Unterschied bestehen, ob ein Mensch 50 oder 140 Kilogramm wiegt. Also ist es auch sinnvoll, den Flüssigkeitsbedarf unter Berücksichtigung der Umgebung und des Körpergewichts individuell festzulegen. Auf der Suche nach einer vernünftigen Angabe bin ich in der Literatur immer wieder auf umgerechnet 30 Milliliter pro Kilogramm Körpergewicht – bei Erwachsenen – gestoßen. Eine Person mit einem Körpergewicht von 50 Kilogramm müsste demzufolge täglich 1,5 Liter Flüssigkeit zu sich nehmen. Bei 90 Kilogramm Körpergewicht wären das 2,7 Liter. Dies als Basismenge ohne erhöhten Bedarf. Bei Kleinkindern liegt der Anteil bei 110 Milliliter pro Kilogramm Körpergewicht, da deren Atemfrequenz deutlich höher ist und deshalb einen höheren Wasserverlust nach sich zieht. Kinder von ungefähr 10 Jahren sind mit 40 Milliliter pro Kilogramm Körpergewicht gut versorgt.

Es gibt Experten, die behaupten, dass man nur trinken soll, wenn man durstig ist. Solchen Aussagen widersprechen aber auch Sportmediziner. Sie stellen sich auf den Standpunkt, dass regelmäßiges Trinken ein entscheidender Faktor für Gesundheit und Leistungsfähigkeit im Alltag ist. Tatsache ist, dass die Mehrheit der Menschen aufgrund der Art ihrer Ernährung zu wenig Flüssigkeit aufnimmt.

Meine Erfahrung zeigt, dass eine ausreichende tägliche Flüssigkeitszufuhr zu einem merklich besseren Wohlbefinden beiträgt. Ideal sind Wasser pur oder Tee. Neben der reinen Flüssigkeitszufuhr hat der Tee noch einiges mehr zu bieten, sowohl hinsichtlich des Geschmacks, aber auch insbesondere hinsichtlich seiner Wirkstoffe (siehe Seite 101).

Oft höre ich den Einwand: »Ich schaffe es nicht, so viel Wasser zu trinken. Wenn ich täglich 2 bis 3 Liter in mich hineinschütten muss, widerstrebt es mir nach kurzer Zeit.« Organisieren Sie sich so, dass Sie beispielsweise jede halbe Stunde drei Schluck trinken (außer bei Magenschleimhautentzündung). Die Verteilung über den ganzen Tag ist sowieso sinnvoll. Rechnen Sie einmal nach, welche Menge Sie auf diese Weise ohne Probleme zu sich nehmen. Wasserflaschen an verschiedenen Orten helfen Ihnen, dieses Unterfangen zu realisieren. In Ihr Auto gehört natürlich auch eine.

Was bewirkt eine genügende Flüssigkeitsaufnahme unter anderem noch?

- Wasser löst Ablagerungen von Giftstoffen im Gewebe, in Gelenken, Nieren, Leber, Gehirn und Haut auf. Das heißt, es besitzt eine Entgiftungsfunktion.
- Wasser steigert die Leistungsfähigkeit des Immunsystems.
- Wasser ist Hauptlösungsmittel auch für Vitamine und Mineralien.
- Wasser ist ein gutes Mittel gegen Darmträgheit (1–2 Glas lauwarmes Wasser am Morgen nach dem Aufstehen kann Wunder wirken).
- Und Wasser kann noch vieles mehr.

Mineralwasser, Leitungswasser, aufbereitetes Wasser, was ist sinnvoll?

Wenn abgefüllte Mineralwasser getrunken werden, dann ist es reine Geschmackssache, ob man sie mit oder ohne Kohlensäure bevorzugt. Zudem entscheiden Sie, ob Sie Mineralwasser trinken wollen, das über Hunderte von Kilometern von der Abfüllanlage zu Ihnen transportiert wird. Muss man in der Schweiz ein Mineralwasser aus Italien oder Frankreich trinken? Das Trinken von Wasser ohne Kohlensäure ist eine Gewohnheitssache, eine Tatsache, die für das Leitungswasser spricht.

Wenn man mit Wasser »nur« den Körper entgiften will, sollten die Mineralwasser schwach mineralhaltig sein. Je weniger Mineralien im Wasser gelöst sind, desto mehr Giftstoffe können aufgenommen und ausgeschieden werden.

Wasserabfüller im großen Stil, wie etwa die Firma Nestlé, machen einen Riesenumsatz auf diesem Gebiet. Wir sind hier aber in der komfortablen Lage, dass unser Leitungswasser überwiegend eine gute Qualität aufweist, deshalb in der Regel lediglich mit einer Sicherheitsdesinfektion behandelt wird, und dadurch auch geschmacklich gut ist. Wir können es aus diesen Gründen trinken, auch wenn durch den Transport des Leitungswassers über ein riesiges geschlossenes Rohrsystem Informationen des Wassers verändert werden (siehe Seite 101). Natürlich spielt der Härtegrad (Anteil Kalziumkarbonat) des Leitungswassers eine große Rolle. Je niedriger desto weicher ist das Wasser. Die Härtegrade sind von Region zu Region verschieden und können bei den entsprechenden Wasserwerken oder unter www.wasserqualitaet.ch beziehungsweise www.wasser.de oder www.wasserwerk.at für Ihren Ort erfragt werden. Wasser aus dem Wasserhahn ist zudem das preisgünstigste Getränk.

Unser Trinkwasser unterliegt einer laufenden chemischen, physikalischen und mikrobiologischen Überprüfung.

Im Zuge der Selbstkontrolle lassen die Trinkwasserversorger ihr Wasser mikrobiologisch und chemisch-physikalisch untersuchen. Zusätzlich wird das Trinkwasser auch von amtlicher Seite geprüft.

In letzter Zeit gibt es immer wieder Diskussionen, wie stark das Trinkwasser mit Arzneimitteln (zum Beispiel Medikamente, hormonelle Verhütungsmittel) belastet ist. Diese werden nach ihrer Applikation von Mensch und Tier bis zu 90 Prozent unverändert ausgeschieden. Zusätzlich werden diese Produkte oft auch nicht sachgerecht, sondern via Toilette entsorgt. Kläranlagen und landwirtschaftliche Flächen können diese Arzneimittel nicht vollständig entfernen oder abbauen. So gelangen diese in Bäche, Flüsse und Seen. Da das Problem erkannt ist, laufen heute zahlreiche Forschungsprojekte in dieser Angelegenheit.

Trinkwasserfilter

Im Handel gibt es viele Geräte, die Wasser energetisch und/oder chemisch aufbereiten. Auch auf Multi-Level-Marketing-Ebene werden Systeme angeboten wie zum Beispiel von der Firma Nikken (PiMag). Wie immer gibt es bei jedem Produkt Vor- und Nachteile, glühende Befürworter und solche, die es ablehnen. Wenn Sie sich für ein Gerät entscheiden, sollten Sie sich vorher über Ihre Wünsche und Bedürfnisse diesbezüglich klarwerden und dann – vielleicht mit einer neutralen Fachperson – das Gerät aussuchen, das Ihren Vorstellungen am nächsten kommt.

Aktivkohle

Kannenfilter (Wasserkrüge) mit Aktivkohle-Filterkartuschen. Chlor, gelöste organische Substanzen (Medikamentenrückstände, Giftstoffe und natürlich Schwebestoffe) werden herausgefiltert. Mineralien, Salze, Kalk bleiben weitgehend im Wasser.

Wenn solche Filter nicht regelmäßig gewechselt werden, bevor ihre Aufnahmefähigkeit erschöpft ist, findet nicht nur keine Filtrierleistung mehr statt, auch die herausgefilterten und in der Aktivkohle gebundenen Schadstoffe und Keime werden zum Teil wieder ans Wasser abgegeben.

Beispiele: Die Standardversion des Brita-Filters arbeitet mit Aktivkohlefilter genauso wie der Filopur-Filter.

Ionenaustauscher

Mit einem solchen System werden mittels Ionenaustauschharzen unerwünschte Salze aus dem Wasser entfernt. Entmineralisiertes Wasser, fälschlicherweise auch als destilliertes Wasser bezeichnet, wird unter anderem für die Autobatterie benötigt.

Wo eine Enthärtung des Wasser notwenig ist (Eliminierung von Kalk), kann man Ionenaustauscher einsetzen.

In Geschirrspülmaschinen, zum Reinigen von Abwasser und in der Arzneimittelindustrie kommen Ionenaustauscher zum Zuge.

Beispiele:

- *Brita-Filter (Maxtra-4-Stufensystem) arbeitet mit zusätzlichem Ionenaustauschsystem zur Kalkreduktion.*
- *Filopur-Filter: Vor den Standardfilter kann auch ein Ionenaustauscher gesetzt werden.*

Umkehrosmose

Hier wird Leitungswasser durch eine Membrane gepresst, die nur Wassermoleküle, aber keine Schadstoffe wie Schwermetalle oder Bakterien durchlässt. Die Umkehrosmosegeräte verfügen meist ebenfalls über einen Aktivkohlefilter.

Beispiele:

- *Goldbrunnen Wasserquell*
- *DWT (Das Wasser Team) AquaSanus Wassersystem*
- *Nimbus Trinkwassersystem*

Systeme zur Wasserbelebung

(Siehe Seite 101.)

Hier wird angestrebt, die sogenannte hohe innere Ordnung des Wassers wieder herzustellen.

Beispiel: Grander-Wasser

Herkömmliches Wasser wird auf natürliche Weise in eine hohe biologisch wertvolle Qualität gebracht. Nach Johann Grander bekommt das Wasser durch die Behandlung mit einem Grander-Wasserwiederbelebungsgerät Eigenschaften und Fähigkeiten zurück, wie sie von der Natur selbst vorgesehen sind.

Wichtig ist nach heutigen Erkenntnissen nicht nur die Qualität, sondern auch die Struktur des Wassers. Diese kann sich bereits verändern, wenn das Wasser erwärmt oder im Wasserwerk verarbeitet wird. Es wäre wünschenswert, wenn solche Beobachtungen ernsthaft wissenschaftlich untersucht würden.

Tee ist besser als sein Ruf

Nicht wenige Leute gleichen ihren Flüssigkeitshaushalt mit Tee aus, einem Getränk, das schon seit mehreren hundert Jahren bekannt ist. Zuerst nur in China, fand man 1820 in Indien wild wachsende Pflanzen, die man kultivierte.

Unser Begriff »Tee« stammt scheinbar vom kantonesischen Wort »tu« ab. Als Tee wird ein heißes Aufgussgetränk bezeichnet, das aus Blättern, Knospen, Blüten, Stängeln der Teepflanze zubereitet wird. Tee enthält bis zu 3 Prozent Koffein. Im 19. Jahrhundert nannte man diesen Wirkstoff noch Tein oder Thein.

Wir kennen den schwarzen und den grünen Tee in verschiedenen Sorten und Qualitäten aus verschiedenen Anbaugebieten und Ländern.

Beim Kauf, bei der Lagerung und der Zubereitung von Tee kann man einiges falsch machen. Um den vollen Genuss zu erleben, lohnt es sich, einschlägige Literatur zurate zu ziehen. Auch Sie werden erfahren, Tee ist viel besser (und vielseitiger) als sein Ruf.

Seit dem frühen 18. Jahrhundert wird der Begriff Tee auch für Aufgussgetränke aus Heil- und anderen Pflanzen verwendet.

Schon lange hat man bemerkt, dass man solche Aufgussgetränke (Infusions) auch sehr gut kalt trinken kann. Als ich vor vielen Jahren jeweils auf die Schulreise ging, hat mir meine Mutter immer Tee aus Lindenblüten und Pfefferminze mit einem Schuss Zitrone in den Rucksack mitgegeben. Zu dieser Zeit waren noch Brausepulver oder Brausetabletten aktuell. Einige Kameraden hatten solche dabei, um dann an einem Brunnen Wasser in eine Flasche zu füllen und das Pulver darin aufzulösen. Ich hatte immer genügend Tee bei mir, und wenn bei einem meiner Mitschüler oder einer Mitschülerin das Brausepulver verbraucht war, konnten sie ihren Durst notfalls mit meinem Getränk stillen.

Viele Kräuteraufgussgetränke (einzeln oder als Mischungen) sind geschmacklich viel besser, als manche es sich vorstellen. Es muss sicher nicht gerade Kamille oder Wermut sein. Eisenkraut, Zitronenmelisse, Orangenblüten oder eine der vielen Pfefferminzarten wie Apfel-, Basilikum-, Bergamotte-, Orangen-, Zitronen-, marokkanische und Schokoladenminze sind auch kalt getrunken ein wahrer Genuss.

Ist Wasser nur eine chemische Verbindung von Wasserstoff und Sauerstoff?

Bis jetzt haben wir nur über die messbaren chemischen Eigenschaften von Wasser gesprochen. Dieses Element hat aber noch andere Fähigkeiten, die nach und nach auch von Wissenschaftlern untersucht und publiziert werden. Die Informationsmedizin benutzt Wasser als Speicherelement. Das heißt, es kann Informationen (Schwingungen) speichern und übertragen, ähnlich wie dies auch ein Tonband tut. Für die Naturwissenschaften ist Wasser ein Element, eine chemische Verbindung, die aus Wasserstoff und Sauerstoff besteht. Qualitative Unterschiede würden sich lediglich durch das Vorhandensein von weiteren Stoffen aus der Umwelt ergeben. In der Zwischenzeit sind auch bei einigen Wissenschaftlern wie Professor Dr. Ing. Bernd Kröpplin Fragen ein Thema geworden wie: Hat Wasser ein Gedächtnis? Vermittelt es uns geistige Kraft? Kann es Informationen speichern? Wie sieht die Struktur aus und was hat sie für Einflüsse auf den Organismus? Fragen also, die Ureinwohner unter Zuhilfenahme ihrer Erfahrungen schon längst beantworten können.

Dies ist aber eine weitere Dimension, die gesondert betrachtet und aufgearbeitet werden muss, denn sie würde den Rahmen dieses Buches sprengen. Ich kann Sie nur ermuntern, sich auch mit diesem Aspekt zu befassen. Sie werden völlig neue und doch zum Teil schon lange gängige Möglichkeiten der Komplementärmedizin entdecken, und es wird Ihnen klar werden, wie und wieso beispielsweise Homöopathie oder Spagyrik wirken, obwohl viele Schulmediziner solche Methoden immer noch ablehnen. Dies hat natürlich auch damit zu tun, weil die Komplementärmedizin innerhalb des Medizinstudiums nach wie vor keinen oder nur einen rudimentären Platz einnimmt.

Diese Ablehnung ist keine außergewöhnliche Reaktion. Wie heißt doch das geflügelte Sprichwort: »Eine neue Sache, die sich außerhalb des momentan gängigen Wissensbilds bewegt, wird zuerst lächerlich gemacht, dann bekämpft man sie, bevor man irgendwann sagt, das haben wir immer schon gewusst.«

Wieso nimmt man Mikronährstoffe bei einer Allergie Typ 3?

Wie bereits erklärt, ist eine Lebensmittelallergie Typ 3 ein Problem des Immunsystems. Da das Immunsystem seinerseits das Zusammenspiel aller Organfunktionen betrifft, die wiederum von einer optimalen Versorgung mit Mikronährstoffen abhängen, ist es auch bei einer Lebensmittelallergie Typ 3 notwendig, über die Einnahme eines Multivitamin- und Mineralstoffpräparats die notwendige Funktion des Stoffwechsels sicherzustellen. Je nachdem, welche Lebensmittelgruppen infolge der Lebensmittelallergie gemieden werden müssen, ist es wichtig, durch die Einnahme von speziellen Mikronährstoffen einer Unterversorgung vorzubeugen.

Mikronährstoffe bei Störungen des Verdauungstrakts

Bei Magen- und Darmproblemen wie Magenschleimhautentzündung, Magengeschwüren, allgemeinen Verdauungsproblemen und Gallenbeschwerden kann möglicherweise ein Mangel an Vitamin B1, B2, Folsäure PABA (Para-amino-Benzoesäure), Vitamin C, Chlor oder Pantothensäure vorliegen. Eine genaue medizinische Abklärung vor dem Einsatz dieser Stoffe ist aber notwendig.

Mikronährstoffe bei Gewebeübersäuerung

Wird durch Testung des Urins mit einem pH-Messstreifen oder noch zuverlässiger und genauer mit dem Sander-Test (Tagesprofil) eine Übersäuerung des Körpergewebes festgestellt (siehe Seite 37), können Mikronährstoffe helfen, das Gleichgewicht wieder herzustellen. Sowohl der Test mit pH-Messstreifen wie der Sander-Test können problemlos selbst zu Hause durchgeführt werden.

Was kann noch mit einem Mangel an gewissen Mikronährstoffen zusammenhängen?

- Augenprobleme
- wunde Mundwinkel
- blaue Flecken nach stumpfen Verletzungen
- Bluthochdruck
- Durchfall
- Erschöpfungszustände (extreme Müdigkeit)
- Gedächtnisschwund
- Probleme mit Haaren und Nägeln
- Hautprobleme
- Infektionen, Erkältungskrankheiten
- Knochen-, Zahnprobleme
- Körpergeruch
- Menstruationsprobleme
- Muskelkrämpfe
- Nervosität
- Nasenbluten
- Ödeme (Flüssigkeitsansammlungen)
- Ohrgeräusche
- Schlaflosigkeit
- schlechter Atem
- schlecht heilende Wunden
- Schwindelgefühle
- Verstopfung
- weiße Flecken auf den Nägeln
- Zittern (Tremor)

Aus diesem Grund sollte man bei einer Gesundheitsstörung einen Mikronährstoffmangel ebenfalls in Betracht ziehen. Da aber jederzeit ein krankhafter Prozess im Körper ablaufen kann, der medizinisch behandelt werden muss, ist auch eine diesbezügliche Abklärung notwendig.

Mikronährstoffe aus der Sicht des Biochemikers (Otto Knes)

Mikronährstoffe und deren individuelle Supplementierung

Als Mikronährstoffe bezeichnen wir Substanzen, die nur in geringen Mengen von unserem Körper benötigt werden. Sie werden im Stoffwechsel nicht als Baumaterial für Zellbestandteile oder Energielieferanten verwendet. Sie sind vielmehr an der Steuerung und am Ablauf von Körperfunktionen beteiligt. Zu den Mikronährstoffen zählen Vitamine, Mineralstoffe, Spurenelemente, aber auch essentielle Fettsäuren sowie sekundäre Pflanzeninhaltsstoffe.

Unterversorgung mit Mikronährstoffen

Für den Menschen, der gesund bleiben möchte, ist eine einwandfreie Funktion des gesamten Stoffwechsels unabdingbar. Damit muss auch die Frage nach einer möglichen Unterversorgung im Mikronährstoffbereich gestellt werden. Noch immer hält sich hartnäckig die Meinung, dass mit einer ausgewogenen Ernährung – wie immer diese definiert sein mag – eine hinreichende Mikronährstoffversorgung garantiert sei. Wir wollen uns aber im Hinblick auf einen optimal ablaufenden Stoffwechsel mit der Frage der suboptimalen

Versorgung befassen. Dieser Zustand der marginalen Unterversorgung ist nicht mit klinischen Symptomen verbunden und erfordert daher zu dessen Beschreibung eine entsprechende Diagnostik. Im Unterschied zur klassischen Medizin wird also nicht ausgehend von der Anamnese oder von Symptomen ein bestimmtes Analytikprofil ermittelt, sondern die Analytik als erster Schritt zur Feststellung eventueller Defizite eingesetzt.

Die Einnahme von Vitaminen, Mineralstoffen oder Aminosäuren ist weit verbreitet, jedoch geschieht die Auswahl der Wirkstoffe und Präparate meist intuitiv. Eine willkürliche Einnahme von Mikronährstoffen in hohen Dosierungen kann aber auch negative Wirkungen haben. Eine Abstimmung auf den persönlichen Bedarf ist damit der bestmögliche Weg im Umgang mit Supplementen.

Analysemethoden

Wir kennen über 45 verschiedene Mikronährstoffe, die einen mehr oder minder bedeutenden Teil zum Erhalt der Stoffwechselfunktionen beitragen. Die zu bestimmenden diagnostischen Marker müssen in engem Zusammenhang zum Mikronährstoffstatus stehen, um diesen charakterisieren zu können. Die typische, aus der klinischen Chemie bekannte Vorgehensweise der Analyse jedes einzelnen Stoffs aus dem Blutserum ist in diesem Fall häufig nicht das Mittel der Wahl, da sich aus den Konzentrationen der Stoffe im Serum vielfach keine Verbindung zur Funktion derselben ableiten lässt. Zudem wird die Konzentration von Mikronährstoffen im Serum vielfach auf Kosten der intrazellulären Stoffmengen konstant gehalten. Eine funktionelle Analyse bietet hier wesentlich bessere Möglichkeiten, um den Bezug zwischen Mikronährstoffen und Stoffwechsel zu beschreiben. Besonders interessant erscheint hierbei die Aktivitätsanalyse von Enzymen, deren Funktion mit der Anwesenheit von bestimmten Mikronährstoffen korreliert. Personelle Unterschiede – die sogenannte biochemische Individualität – werden mit dieser Methodik am besten erfasst, da individuell unterschiedliche Mengen an Mikronährstoffen zur Stimulation von Enzymaktivitäten nötig sein können.

Funktionelle Analytik

Bei der Auswahl der zu analysierenden Marker (Messgröße) spielt es eine Rolle, wie diese mit einem Mikronährstoffmangel in Verbindung stehen. Im IABC (Institut für angewandte Biochemie AG, Kreuzlingen) wurden in den letzten Jahren verschiedene Marker entwickelt und erfolgreich zur Erkennung von Lücken in der Mikronährstoffversorgung eingesetzt.

Das IABC verfügt über eine Datenbank von etwa 30 000 Analyseprofilen. Durch zahlreiche Kontrollmessungen nach erfolgter Supplementation können wir die Dosiswirkung der eingesetzten Supplemente beurteilen und damit einen maßgeschneiderten Vorschlag für die individuelle Substitution erstellen.

Für die Gesundheit ist eine einwandfreie Funktion des gesamten Stoffwechsels notwendig. Je nach Situation muss auch die Frage nach einer möglichen Unterversorgung im Mikronährstoffbereich gestellt werden (siehe Seite 103).

Die Einnahme von Mikronährstoffen ist weit verbreitet. Meist wird intuitiv auf Präparate und Dosierungen zurückgegriffen. Eine genaue Abstimmung der über 45 verschiedenen Mikronährstoffe auf den persönlichen Bedarf ist aber nach wie vor der bestmöglichste Weg. Die sogenannte funktionelle Analyse ist eine gute Grundvoraussetzung für eine optimale Versorgung. Durch spätere Kontrollmessungen kann man beurteilen, ob die Mikronährstoffe vom Organismus aufgenommen und verwertet werden. Somit ergibt sich jederzeit ein maßgeschneiderter Vorschlag für eine Versorgung mit Mikronährstoffen.

Spagyrik

Unter Spagyrik versteht man ein uraltes ganzheitliches Naturheilverfahren. Es betrachtet Körper, Seele und Geist als eine Einheit, die im Gleichgewicht steht. Spagyrik ist ein Verfahren nach den Grundlagen der Alchemie. Die Alchemie bezeichnet die im Mittelalter und in der Neuzeit einsetzende universalwissenschaftliche Beschäftigung mit chemischen Stoffen. Alchemie ist ein Konglomerat wissenschaftlicher, technischer, philosophischer und religiöser Zusammenhänge.

Der Begriff »Spagyrik« setzt sich aus den griechischen Wörtern »spao« = trennen und »ageiro« = vereinen zusammen. Es gibt zurzeit über 80 Pflanzen, die spagyrisch aufbereitet werden. Durch Trennen der Ausgangssubstanz in diverse Bestandteile scheidet man das »Wertvolle« vom »Nutzlosen«. Anschließend werden die wirksamen Bestandteile wieder zusammengefügt. Die heilkräftigen Substanzen im so hergestellten spagyrischen Mittel werden veredelt und in höhere energetische Schwingungen versetzt. Der therapeutische Effekt ist im Vergleich zum Ausgangsmaterial wesentlich effektiver. Zudem bleiben Nebenwirkungen weitgehend aus.

Spagyrik ist eines der wenigen Heilmittel, die das Selbstheilungspotenzial des Körpers effizient unterstützen. Man hat die Möglichkeit, unzählige individuelle Mischungen für physische und psychische Störungen zusammenzustellen.

Spagyrik wird oft in Kombination mit Medikamenten eingesetzt. Sie ist in der Lage, die Wirkung der Medikamente zu unterstützen oder deren Nebenwirkungen zu verringern. Ein gutes Beispiel dafür ist die Begleitung von Chemo- und Strahlentherapien mit spagyrischen Mischungen, die auf die zu behandelnde Person und das eingesetzte Medikament abgestimmt sind.

Auch für den Bereich Verdauungsorgane/Allergie Typ 3 ist Spagyrik eine probate Möglichkeit. Bei der Milieustabilisierung des Darms, bei der Eliminierung von Entzündungen der Darmschleimhaut oder bei einer zu großen Durchlässigkeit (Permeabilität) des Dünndarms kann Spagyrik in Kombination mit anderen komplementärmedizinischen oder schulmedizinischen Präparaten eingesetzt werden.

Okoubaka aubrevillei (Okoubaka), Symphytum offizinale (Beinwell), Podophyllum pelatum (Maiapfel oder Entenfuß), Propolis (Bienenkittharz), Dioscorea villosa (Jamswurzel) oder Mandragora offizinalis (Alraune) sind nur einige der spagyrischen Essenzen, die dann zum Einsatz kommen können.

Eine spagyrische Behandlung sollte durch einen erfahrenen Therapeuten eingeleitet und begleitet werden, damit sie optimal durchgeführt werden kann.

Bitterstoffe

In unserer heutigen Ernährung kommen Bitterstoffe kaum mehr vor, und doch sind sie für die Funktion der Leber enorm wichtig. Seit jeher spielten bitterstoffhaltige Pflanzen in der Volkskunde eine große Rolle. So war es zum Beispiel in Italien üblich, vor dem Essen einen Bitteraperitif wie Campari oder Cynar zu trinken, wohl wissend, dass die stark fetthaltige Ernährungsweise des zusätzlichen Bitteren bedarf. Auch in Frankreich, dessen Küche bekanntlich alles andere als leicht bezeichnet werden kann, trank man früher als Aperitif

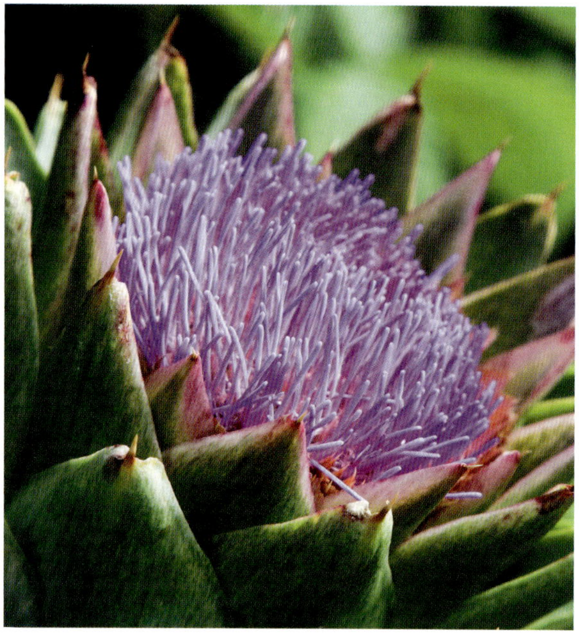

Die Artischocke enthält viele wertvolle Bitterstoffe und wird, vorzugsweise als Frischpflanzenextrakt, bei Störungen des Fettstoffwechsels und bei Verdauungsbeschwerden eingesetzt.

einen Wermut – auch hier wieder kommt ein Bitterkraut zum Einsatz: Absinthium. Und in Bayern isst man Schweinshaxen traditionell mit »Radi« (Rettich), der früher große Mengen von Bitterstoffen enthielt.

Heute hat das Glas Champagner oder Prosecco die gesunden Bitteraperitife verdrängt. Diese haben aber leider keinerlei positive Wirkung auf die Verdauungsleistung der Leber. Und auch der Rettich zur Schweinshaxe nutzt den Bayern nichts mehr, wurden doch die Bitterstoffe aus fast jedem Gemüse weggezüchtet.

Unser heutiges Lebensmotto heißt: have fun! Und da hat Bitteres keinen Platz! Und da wir dem Bitteren in unserem Leben keinen Platz einräumen wollen, macht es sich auf Umwegen wieder bemerkbar: Wir leiden durch seine Vermeidung immer mehr an Verdauungsbeschwerden aller Art. Denn: Nichts wird in unserem Verdauungstrakt verdaut ohne die bittere Galle!

Die Wichtigkeit der Bitterstoffe war schon immer bekannt, und so gab es scheinbar schon im Mittelalter nach einer üppigen Mahlzeit einen zusätzlichen Gang mit einem bitteren Verdauungselixier. Und auch bei uns kennt man den »Verdauungsschnaps« nach dem Essen in Form eines Bitterschnapses. Den Älteren unter uns ist auch der Schwedenbitter der Maria Treben ein Begriff.

Die meisten Lebermittel – seien es Tees, Dragees oder Tropfen – enthalten Bitterstoffe. Am Bekanntesten dabei ist die Artischocke, die einzeln oder als Bestandteil von Bittertropfen eingenommen wird, um der Leber zu helfen, den Gallenfluss anzuregen. Bitterstoffe sind auch Bestandteile jeder Frühjahrskur, zum Beispiel wenn wir Löwenzahn essen. In den Bittertropfen heißt er Taraxacum. So enthalten die bekannten »Amara-Tropfen« von Weleda unter anderem Wermut, Zichorie, Enzian, Tausendgüldenkraut, Meisterwurz – alles sehr bittere Kräuter. Oder in etwas milderer Form: Hepatodoron von Weleda aus Erdbeer- und Weinblättern.

Bitterstoffe sind in nur noch wenigen Gemüsesorten vorhanden, vor allem in den biologisch angebauten, da diese durch Züchtung nicht so stark verändert wurden.

Am meisten Bitterstoffe enthalten

- Artischocken
- roter, weißer und grüner Chicorée
- Rucola
- Rettich, Radieschen
- Zuckerhut
- und die italienischen Gemüse Catalogna und Cima di rapa.

Sie sollte man möglichst täglich in den Speiseplan mit einbeziehen.

Tipp 1: Bitterstoffe helfen auch bei Schlafstörungen. Man weiß, dass nachts zwischen 23 und 4 Uhr auf der Organuhr die Gallen- und Lebertätigkeit eingetragen ist. Es hat sich gezeigt, dass Menschen, die während dieser Zeitspanne oft aufwachen und nicht mehr einschlafen können, durch Leber-Gallen-Tropfen oder einen Lebertee von diesen Beschwerden befreit werden. Man schläft wieder durch – auch ohne Schlafmittel.

Tipp 2: Bitterstoffe helfen zusammen mit Basenpulver auch gegen chronische Verstopfung.

Öle, Fette

Die einfachste Unterscheidung zwischen Öl und Fett ist folgende: Wenn der Stoff bei durchschnittlicher Zimmertemperatur (23–24 Grad) flüssig ist, nennt man ihn Öl. Wenn er fest ist, dann Fett.

Die »Light-Welle« rollt nach wie vor durch unsere Lande. Überall fettreduzierte Joghurts, Fleischwaren ebenfalls fettreduziert, Käse und Milch mit geringsten Anteilen an Fett. Ganze Erwerbszweige bauen ihre Umsätze über Konzepte und Produkte auf und aus. Weight Watchers zum Beispiel ist eine an der New Yorker Wall Street notierte Aktiengesellschaft. Sie organisiert das Abnehmen und nennt sich »weltweit führender Anbieter von Gewichts-Management-Dienstleistungen«. Alle leben von der lieb gewordenen Theorie vom ungesunden Fett sehr gut. Das Thema Fett ist heute noch eine Art Massenhysterie. Fett macht fett, Fett begünstigt Herzinfarkt, Arteriosklerose, Hirnschlag. Fett ist schlecht, diese mitunter veraltete Aussage wird auch unter gütiger Mithilfe von Wissenschaftlern und Ernährungsexperten von der Lebensmittel- und der Pharmaindustrie und gewissen Institutionen und Behörden bis heute hochgehalten.

Bereits im Jahr 2001 brachte der US-Professor Walter Willett von der Harvarduniversität die Antifettthese arg ins Wanken. Es ist aber bekannt, dass Wissenschaftler ansonsten nur ungern von einer Meinung abweichen oder diese seriös überprüfen, auch wenn sie falsch ist oder zumindest zu sein scheint.

Schon vor rund 100 Jahren schrieb der Wissenschaftler Ivar Bang: »Fette sind die alle Lebenserscheinungen beherrschenden Substanzen.« An dieser Aussage hat sich bis heute nichts geändert. Dadurch wird die immer wieder auftauchende Frage: »Braucht der Mensch überhaupt Fett?« beantwortet. Wir brauchen es nämlich, mehr als die meisten glauben. Das Gehirn beispielsweise ist aus gesättigten und ungesättigten Fettsäuren zusammengesetzt. Seit vielen Jahren werden verschiedentlich bewusst oder unbewusst falsche Informationen verbreitet. In den fünfziger Jahren behauptete die Wissenschaft, dass ein erhöhter Fettkonsum den Cholesterinspiegel anheben kann. Vor allem dann, wenn gesättigte Fettsäuren, vorwiegend tierischer Natur, im Spiel seien. Somit seien diese gesättigten Fettsäuren verantwortlich für Zivilisationserkrankungen. Überall wird behauptet, ungesättigte Fettsäuren wären gesünder als gesättigte. Dem ist nach heutigen Erkenntnissen nicht so.

Bei einem Großteil der Laien, aber auch bei vielen Ernährungsberatern hat sich die in den letzten 50 Jahren verbreitete Unwahrheit vom bösen Fett in den Köpfen festgesetzt. Die Lebensmittelindustrie und auch die Pharmaindustrie tun auch alles dafür, um diese Meinung zu verbreiten. Vor allem die Soja- und Maisindustrie war interessiert, dass keine tropischen Öle wie das Kokosöl (92 Prozent gesättigte Fettsäuren) ihre Kreise stören. Bereits 1950 startete unter der Federführung der American Soyabean Association eine große Kampagne, in der vor den tropischen Ölen ausdrücklich gewarnt wurde. Mit großem Werbeaufwand wurde die Botschaft, dass gesättigte Fettsäuren ungesund seien, verbreitet. Die Wirkung blieb nicht aus. Der Konsument weiß in der Regel über Art und Funktion der Fette nicht viel, aber die These gesättigt = ungesund, ungesättigt = gesund, hat er verinnerlicht, auch wenn sie nicht stimmt.

Es wird auch immer betont, dass tierische Fette aus gesättigten Fettsäuren bestehen. Das ist auch nicht so. Schweineschmalz besteht zu 60 Prozent, Rinderfett zu 54 Prozent und Hühnerfett zu rund 70 Prozent aus ungesättigten Fettsäuren.

Das einflussreiche »British Medical Journal« hat im Jahr 2001 Studien zusammengestellt, die sich mit Fettkonsum und Gesundheitsschädigungen befassen. Es wurden 1700 Studien gefunden. Von diesen hielten nur gerade 27 einer wissenschaftlichen Überprüfung stand, und sie haben das Vorurteil, dass ein hoher Fettkonsum erhebliche Gesundheitsstörungen verursachen und die Lebenserwartung verkürzen würde, in keiner Weise bestätigt. Wie sieht es aber mit der Verlängerung der Lebenserwartung bei deutlicher Einschränkung des Fettkonsums aus? Das »British Medical Journal« informierte, dass im Durchschnitt eine maximale Erhöhung der Lebenserwartung von lediglich drei bis vier Monaten zu erwarten sei.

Fachleute wie etwa der Hormonforscher Frederick van Saal sind aber heute der Meinung, dass die immer stärker wachsende Anzahl übergewichtiger Menschen in den Industrienationen nicht nur mit der falschen Ernährung zu tun hat, sondern auch mit den von der Industrie eingesetzten Nahrungsmittelzusätzen auf chemischer Basis. Mit anderen Worten macht nicht die Ernährung dick, sondern die Art der Nahrung, wie wir sie heute vorgesetzt bekommen.

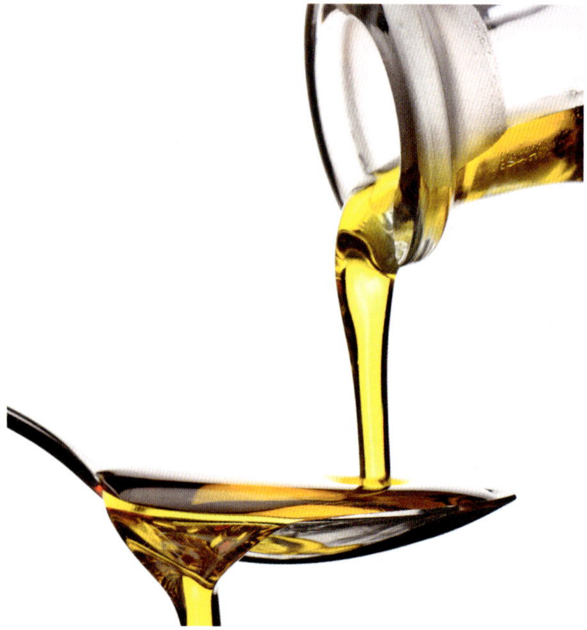

Eine zu geringe Fettaufnahme kann ungesund sein, aber ebenso eine zu große Aufnahme der falschen Fette oder Öle.

Wir haben uns von unserer urtümlichen Ernährungsweise drastisch entfernt. Die artgerechte Ernährung ist gänzlich verloren gegangen. Wir ernähren uns von Lebensmitteln, die die Eigenschaften des Lebenden durch unsere Verarbeitung verloren haben. Fleisch, so wie wir es heute essen, ist nur noch »totes« Eiweiß und Fett, und beim gebackenen Brot wird das Getreide so intensiv bearbeitet, dass die energetischen Werte zerstört werden. Es scheint, dass sich der Verdauungstrakt mit den leblosen Resten unserer Nahrung mehr und mehr verunreinigt. Dass wir die erste wichtige Stufe der Verdauung, das gründliche Kauen, missachten, kommt noch dazu. Unser Gehirn sollte Informationen, wie der Verdauungstrakt das im Mund befindliche Nahrungsmittel verarbeiten muss, über die Mundschleimhaut bekommen, um so die notwendigen »Befehle« erteilen zu können. Zu kurzes und hastiges Kauen schränkt diesen wichtigen Schritt ein, ganz abgesehen von der sogenannten Vorverdauung mit Enzymen, die im Mund passieren müsste, aber bei der zu kurzen Verweildauer der Speise im Mund bei den meisten Menschen wenig bis gar nicht zum Tragen kommt. Das Nahrungsmittel kann demzufolge nicht optimal verdaut werden, da dieses Manko nicht mehr »aufgeholt« werden kann. Verdauungsstörungen und irgendwann chronische Krankheiten, wie sie heute überhand nehmen, sind vorprogrammiert.

Mit diesem Thema befasste sich auch die russische Ärztin Galina Schatalova (siehe Literatur), die unter anderem die medizinische Auswahlkommission für die sowjetischen Kosmonauten leitete. Sie geht davon aus, dass der Mensch, auch aufgrund seiner Anatomie, nicht auf tierische Nahrungsmittel eingerichtet ist. Genaugenommen zählt sie ihn zu den Fruchtfressern, neben Räubern (Fleischfressern) und Grasfressern die dritte Gruppe. Die artgerechte menschliche Ernährung bestünde demzufolge aus Obst, Beeren, Getreide, Nüssen, Samen, Knollen. Aber auch in diesem Bereich existieren andere Meinungen. So gibt es wissenschaftliche Thesen, wonach der Mensch zur Gruppe der Karnivoren – also Fleischfresser – gehöre. Ebenfalls hat sich in vielen Versuchen gezeigt, dass der Mensch zur Erhaltung des Grundstoffwechsels täglich viel weniger Kalorien braucht, als die Wissenschaft vorgibt und wir heute zu uns nehmen. Denn, alles was wir zu viel essen, belaste den Körper und müsse von ihm mit großer Anstrengung entsorgt werden.

Wenn man nun wirklich gesund sein will, braucht das große Geduld und einen noch größeren Willen. Selbst eine Annäherung der Essgewohnheiten an die artgerechte Ernährung ist ein Unterfangen, das nur wenigen gelingt. Man muss in großem Maße auf lieb gewonnene, langjährige Gewohnheiten verzichten, sich in Harmonie mit der Natur bringen und mit Fantasie sein Leben – auch organisatorisch – verändern.

Versuchen Sie es doch mit dem kleinen und machbaren ersten Schritt, ganz gleich wie Ihr Menüplan zur Zeit aussieht. Kauen Sie die Nahrung ab sofort ausgiebig (siehe Seite 47). Damit es funktioniert, müssen Sie kleine Bissen in den Mund nehmen. Große rufen unwillkürlich einen Schluckreflex hervor, dann gelangen unzerkaute Nahrungsstücke in die Speiseröhre. Sie werden sich am Anfang immer wieder beim »Schlingen« ertappen, bis das Verhalten in Fleisch und Blut übergegangen ist. Lassen Sie sich nicht entmutigen! Bereits mit dieser Umstellung tun Sie sich einen größeren Gefallen als Sie denken.

Beispiel:

Weston Price war Zahnarzt und lebte von 1870 bis 1948. Bedingt durch eine umfassende Reisetätigkeit in die Karibik, in die Schweizer Alpen, ins Himalajagebiet, bis nach Alaska, zu den Aborigines und zu den Maori wurde ihm bereits 1930 klar, dass Menschen, die sich wie ihre Vorfahren ernährten, viel gesünder waren und zudem bessere Zähne hatten. Sie waren immun gegen Krankheiten, hatten eine bemerkenswerte Ausdauer und eine große emotionale Ruhe. Dabei spielte es keine Rolle, ob sie viel Fleisch, Fisch und Fett zu sich nahmen oder nur von Gemüse und Früchten lebten. Wichtig erschien ihm, dass sie sich so ernährten, wie es ihre Vorfahren taten. Obwohl zu dieser Zeit die gesättigten Fette noch nicht verteufelt wurden, konnte er feststellen, dass es fast keine Krankheiten wie Schlaganfall, Arteriosklerose und Herzinfarkt gab. Bei vielen dieser Menschen, zum Beispiel im Pazifik, gehört Kokosfett bis zum heutigen Tag zur Grundnahrung. Ein gesättigtes Fett also, das bei uns seit den fünfziger Jahren als eher schädlich gilt.

Der Cholesterinspiegel war nach seinen Aufzeich-

nungen bei diesen Menschen normal, sie waren voller Energie und kannten Übergewicht praktisch nicht. Interessanterweise bezogen sie ihre Energie zu rund 60 Prozent aus dem gesättigten Kokosfett, die Omega-3-Fettsäuren aus dem Fisch. Ein hoher Fettkonsum also, und trotzdem nur wenige Gesundheitsstörungen.

Bei Auswanderern aus diesen Gegenden, die auf eine örtliche moderne Zivilisationskost (reichlich Zucker, Mehl, Reis) umstellten, wurden nach einiger Zeit auch die Zivilisationskrankheiten festgestellt, für die man heute noch unter anderem die gesättigten Fette verantwortlich macht.

Zeit für uns, die Auswirkungen von gesättigten und ungesättigten Fetten näher zu betrachten. Sind die gesättigten Fettsäuren eventuell doch nicht so ungesund, wie uns Teile der Nahrungsmittelindustrie immer wieder weismachen wollen? (Siehe www.westonaprice.org.)

Fett hat offenbar, nach Untersuchung an der Harvard-Universität im Jahr 2007, mit den Hormonen im Körper mehr zu tun, als bisher angenommen. So fand man heraus, dass Frauen, die oft fettarme Milchprodukte aßen, häufiger unfruchtbar waren. Diese Abklärung wurde immerhin mit rund 19 000 Frauen gemacht.

Trans-Fette – die wirklich »bösen« Fette

Die Trans-Fettsäuren sind eine Erfindung der Lebensmittelindustrie. Sie entstehen hauptsächlich aus ungesättigten Fetten oder werden daraus hergestellt (gehärtete Fette). Seit einiger Zeit stehen sie zunehmend im Kreuzfeuer der Kritik. Man vermutet, dass Trans-Fettsäuren bei Kindern einen Einfluss auf das Wachstum haben könnten und dass eine Anreicherung der Muttermilch durch Trans-Fettsäuren zu Hirnschädigung und Untergewicht bei Neugeborenen führen kann. Ebenso spielen sie möglicherweise eine Rolle bei Problemen wie Übergewicht, Herz-Kreislauf-Erkrankungen, Diabetes, Krebs und der Senkung des Testosteronspiegels.

Schon beim bloßen Erhitzen von ungesättigten Fetten können Trans-Fettsäuren entstehen. Die Lebensmittelindustrie hat sich diese Eigenschaften zunutze gemacht. Vor allem bei abgepackten Lebensmitteln benötigt man ein festes Fett, was für Stabilität und Haltbarkeit unabdingbar ist. Fette mit hohem Anteil an ungesättigten Fettsäuren sind nur kurz haltbar. Bei Leinöl beispielsweise sind es nur einige Wochen.

Da nun die Meinung vorherrscht, gesättigte Fette seinen schädlich, setzt die Lebensmittelindustrie ungesättigte Fette ein. Sie verändert die Pflanzenöle aber durch eine sogenannte Härtung, damit sie den physikalischen Ansprüchen (Festigkeit und lange Haltbarkeit) entsprechen. Die Produkte mit Inhaltsstoffen »gehärtete oder teilweise gehärtete Fette oder hydrogenisierte pflanzliche Fette« (meist aus dem billigen Sonnenblumenöl) enthalten somit Trans-Fettsäuren. Selbst die erzkonservative Amerikanische FDA (US Food and Drug Administration) hat festgelegt, dass Trans-Fettsäuren als Inhaltsstoff auf den Etiketten vermerkt werden müssen. Zudem gibt die FDA keine ungefährliche Obergrenze bekannt. In Kalifornien sind in Restaurants Trans-Fettsäuren ab 2009 verboten. Auch in einigen europäischen Staaten sind Bemühungen im Gange, gegen die Trans-Fette vorzugehen, da sie gesundheitsschädlich seien. Es gibt klare Indizien dafür, dass Trans-Fettsäuren, die in Zellmembranen eingebaut werden, nicht zu unterschätzen sind.

Cholesterin

Ein hoher Cholesterinspiegel wird seit den fünfziger Jahren als eine der Geissel der Menschen in unseren Breitengraden angesehen. Da verantwortlich für Herz-Kreislauf-Erkrankungen, wird er mit Medikamenten, den sogenannten Lipidsenkern, und meist zusätzlich mit einem blutverdünnenden Wirkstoff bekämpft. Cholesterin setze sich an den Arterienwänden fest und sei unter anderem verantwortlich für Schlaganfälle und Herzinfarkt, so die banale Erklärung. Man sprach bis vor Kurzem nicht davon, dass zwei Drittel des Cholesterins vom Körper selbst in der Leber und im Darm produziert werden. Cholesterin ist wichtig für die Produktion von weiblichen und männlichen Hormonen, gibt den Zellwänden Stabilität und ist an der Produktion von Vitamin D beteiligt. Auch das körpereigene Kortison wird unter Beteiligung von Cholesterin produziert.

Die Fettindustrie, vor allem die Sojaindustrie (!) macht seit 1950 bei jeder Gelegenheit darauf aufmerksam, dass ungesättigte Fettsäuren, wie sie zum Beispiel im Sojaöl zu 84 Prozent enthalten sind, hervorragend vor Arteriosklerose und den Folgeerkrankungen schützen. Öle mit ungesättigten Fettsäuren würden den Cholesterinspiegel senken.

Tatsächlich kann der Cholesterinspiegel im Blut durch die Einnahme von erhöhten Mengen ungesättigter Fettsäuren sinken. Bei genauer Betrachtung haben Versuche gezeigt, dass ungesättigte Fettsäuren aber auch vermehrt in Zellwände eingebaut werden. Diese verlieren dadurch an Stabilität, worauf Cholesterin aus dem Blut abgezogen wird, um den Zellwänden die notwendige Festigkeit zurückzugeben. Demzufolge ist es logisch, dass der Cholesterinspiegel im Blut sinkt. Das Cholesterin ist zwar in der gleichen Menge im Körper vorhanden, aber es kommt zum Teil an anderen Orten als Reparaturstoff zum Einsatz.

Linus Pauling, der amerikanische Nobelpreisträger, hat schon vor Jahrzehnten ausgeführt, dass Cholesterin Schäden in den Blutgefäßen reparieren könne. Es »klebe« die Risse vor allem in den Arterien zu und schütze das Gefäß vor Undichtheit. Man solle in erster Linie nicht das Cholesterin »entsorgen«, sondern die Blutgefäße mit den entsprechenden Vitalstoffen so »ernähren«, dass keine Schädigungen entstehen.

Freie Radikale

Ein weiteres Thema stellen die freien Radikalen dar. Ungesättigte Fettsäuren sind empfindlich gegenüber Hitze, Luft und Licht. Sie können unter diesen Einflüssen leicht oxidieren, und es entstehen freie Radikale, die einerseits das Fett ranzig werden lassen und andererseits unsere Zellen schädigen können.

Fette mit hohen ungesättigten Fettsäureanteilen immer kühl, dunkel und gut verschlossen aufbewahren.

Omega-3-Fettsäuren

Omega-3-Fettsäuren sind essentiell. Unser Organismus kann sie nicht herstellen, sie sind aber lebensnotwendig und müssen dem Körper zugeführt werden. Innerhalb der ungesättigten Fettsäuren stellen sie eine spezielle Gruppe dar. Früher wurden sie als Vitamin F bezeichnet.

Omega-3-Fettsäuren sind in verschiedenen Fetten wie Walnussöl, Rapsöl, Sojaöl und Hanföl enthalten. Diverse Algen, Moose und Farne sowie Fettfische und das Fettgewebe von Robben enthalten ebenfalls Omega-3-Fettsäuren. Leinöl enthält über 50 Prozent Omega-3-Fettsäuren und verfügt somit über einen weitaus größeren Anteil als nichtkonzentrierte Fischöle. Langlebige Raubfische wie der Schwertfisch oder der Thunfisch sind in der Regel mit Quecksilber belastet, und dies in nicht ungeringer Menge. Dieses Schwermetall gelangt dann über die Fischölkapseln in unseren Körper. Zudem halten sich die Gerüchte, dass aus dem Fett von Robbenbabys, die auch heute noch mit Knüppeln brutal getötet werden, sogenanntes Fischöl produziert wird. Wenn man Fischölkapseln oder flüssiges Fischöl einnimmt, tut man gut daran, in Erfahrung zu bringen, wie diese Produkte hergestellt werden.

Womit koche ich?

Wenn ein Fett hoch erhitzt werden muss, eignen sich Fette mit einem hohen Anteil an ungesättigten Fettsäuren nicht. Es entstehen Trans-Fettsäuren. Kokosfett, das naturbelassen ist und nicht gereinigt, gebleicht und desodoriert wurde (mittels RBD-Verfahren – refining, bleaching, deodorazing), eignet sich hervorragend für diesen Zweck. Überall, wo man in der Küche Fett braucht, kann man Kokosfett einsetzen. Braucht man es in flüssiger Form, erwärmt man es kurz auf etwa 25 Grad. Obwohl Kokosfett als eines der wenigen Pflanzenfette zu über 90 Prozent aus gesättigten Fettsäuren besteht, gibt es überraschende Erkenntnisse, dass das kalt gepresste Kokosöl gesundheitsfördernde Eigenschaften aufweist.

Kokosfett hat einen sehr geringen Anteil an ungesättigten Fettsäuren. Aus diesem Grund entstehen beim Erhitzen praktisch keine Trans-Fettsäuren.

Das VCO Coconut Oil, mit dem ich arbeite, enthält bedingt durch die optimale Herstellung noch seine natürlichen Konservierungsstoffe. Der Restwassergehalt ist zudem so gering, dass das Fett ohne Kühlung mindestens drei Jahre haltbar ist.

Leinöl unterstützt die Behandlung von Gesundheitsstörungen

Lein ist eine Urpflanze, die vor Jahrzehnten überall auf der Welt den Menschen in seinem Dasein begleitet hat. Aus der Faser wurden Stoffe hergestellt, aus denen Leintücher, Geschirrtücher und Kleidungsstücke gefertigt wurden. Aus den Leinsamen stellte man in Ölmühlen Leinöl her, das in der Küche verwendet wurde. Man war sich schon zu Zeiten von Paracelsus oder Hildegard von Bingen der guten Eigenschaft dieses Öls für die Gesundheit bewusst. Leinsamen wurden ganz oder geschrotet zur Förderung der Darmbeweglichkeit (Peristaltik) eingesetzt. Wickel mit Leinsamensud waren schon in Zeiten vor Christi Geburt ein probates Mittel gegen Hautausschläge und Sonnenbrand. Man kann sagen, Lein gehört zu den wichtigsten Kulturpflanzen, die die Geschichte kennt.

Mit der Nutzbarmachung der Baumwolle sind die wunderschön blau leuchtenden Felder verschwunden. Haben Sie gewusst, dass der Ausspruch »Fahrt ins Blaue« auf die blühenden Leinfelder zurückzuführen ist?

Erst in letzter Zeit hat man sich wieder vermehrt mit dieser Pflanze auseinandergesetzt, und wissenschaftliche Erkenntnisse erhärten die These, dass Leinsamen und Leinöl vorbeugend gegen Herzinfarkt, Schlaganfall, hohen Blutdruck und sogar gegen Krebs wirken. Es gibt viele wissenschaftliche Arbeiten neueren Datums, die sich mit der Wirkung der Leinpflanze beschäftigen. Da sind ADS (Aufmerksamkeits-Defizit-Syndrom), Brustkrebs, Nierenprobleme, Entzündungen, Osteoporose, Allergien, Darmträgheit, Dickdarmkrebs, Arteriosklerose und weitere Zivilisationskrankheiten ein Thema, alles Gesundheitsstörungen, auf die Leinöl oder Leinsamen positiv einwirken.

Man ist sich heute einig, dass die im Lein enthal-

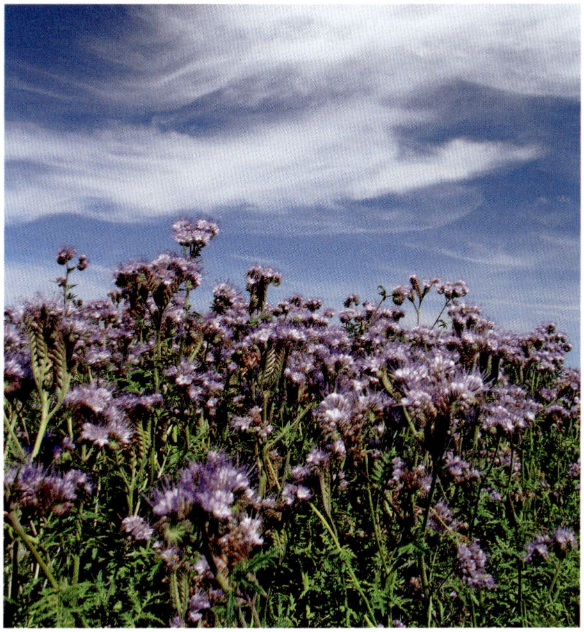

Die Leinpflanze mit ihrem wertvollen Öl wurde schon von Hippokrates als Heilpflanze empfohlen.

tenen Omega-3-Fettsäuren die Hauptursache für die gesundheitsfördernde Wirkung von Lein sind. Aber auch weitere Inhaltsstoffe stärken das Immunsystem des Körpers. Leinöl ist anderen Omega-3-Fettsäureträgern wie Walnussöl, Rapsöl, aber auch Olivenöl deutlich überlegen.

Aufgrund dieser Tatsachen geht man im Moment dazu über, dem Lein wieder die notwendige Aufmerksamkeit zu schenken. In Deutschland gibt es laufend mehr Landwirte, die diese Pflanze anbauen. Während es im 19. Jahrhundert in Deutschland 4000 Ölmühlen gegeben hat, sind dem Verband Deutscher Ölmühlen heute noch 17 Mitglieder angeschlossen, von denen 10 Töchter internationaler Agromultis sind. Es entstehen aber laufend neue Mühlen.

Erfreulicherweise hat sich auch in der Schweiz ein Lein-Verband gebildet (TradLin). In diesem Verband werden bereits Degustationen von Leinöl angeboten. Dies gibt zur Hoffnung Anlass, dass in absehbarer Zeit vermehrt Lein angepflanzt und in speziellen Mühlen auch zu einem hochklassigen Öl mit gutem energetischen Potenzial verarbeitet wird. Denn, Leinöl ist ein sensibles Gebilde. Es sollte schonend verarbeitet, dunkel und kühl gelagert und möglichst frisch eingesetzt werden, da es binnen weniger Wochen verdirbt. Dies ist auch mit ein Grund, warum es sich für eine industrielle Verarbeitung zu Fertigprodukten nicht eignet. Das »Shelf Life«, die zeitliche Möglichkeit der Lagerhaltung, wäre nach heutiger Doktrin viel zu gering.

Öl-Eiweiß-Kost von Dr. Johanna Budwig

Über 40 Jahre lang behandelte die mehrfach für den Nobelpreis vorgeschlagene Dr. Johanna Budwig kranke und schwerkranke Menschen. Dass Fette den gesamten Stoffwechsel, die Zellneubildung und den Energiegewinn beherrschen, war ihr wie auch dem Wissenschaftler Ivar Bang (siehe Seite 107 f.) klar. Wenn natürliche Fette durch künstlich veränderte (zum Beispiel gehärtete) ersetzt werden, sei das Fundament der gesamten Nahrungsverwertung gestört beziehungsweise zerstört, so Dr. Budwig. Ihrer Theorie über das sogenannte Fettsyndrom ist bis heute nichts hinzuzufügen.

Leinöl (siehe oben) ist zusammen mit Quark – der die wichtigen schwefelhaltigen Aminosäuren enthält – und Leinsamen die Grundkomponente für das Budwig Müsli.

Man muss aber nicht krank sein, um das Budwig Müsli in seinen Ernährungsplan als Frühstück oder auch Abendessen mit einzubauen. Quark macht die Fette wasserlöslich und bekömmlicher, und über die

Wirkung und die Möglichkeiten von Leinöl wurde schon informiert.

Wenn eine Allergie Typ 3 gegen Kuhmilchprodukte (Quark) besteht, gibt es Alternativen. Der Spezialist weiß Rat.

Lebensmittelzusatzstoffe (E-Nummern)

Ein weites und auch unübersichtliches Feld stellen die Lebensmittelzusatzstoffe und Aromen dar. Heute ist unbestritten, dass Chemie im Essen die Gesundheit gefährden kann. Steuerungsmechanismen im Organismus und vor allem in den Hormonsystemen werden beeinflusst.

Ein einfaches Beispiel: Ein Stoff namens Leptin, ein Proteohormon, wird im Körper produziert und ist für die Regulation des Hungergefühls und den Fettstoffwechsel zuständig. Leptin meldet dem Gehirn, wenn genügend gegessen worden ist. Wenn zu wenig Leptin (Intoleranz) vorhanden ist, fehlt das Sättigungsgefühl zu einem gewissen Grad. Unter Fachleuten ist man sich aber einig, dass Beeinflussungen der Steuerungsmechanismen im Gehirn durch Lebensmittelzusatzstoffe die Funktion des Leptins beeinträchtigen können. Trotz genügend Nahrung gibt es so immer wieder »Fressattacken«, die Übergewicht zur Folge haben. Bei artgerechter Ernährung würden auch die Steuerungsmechanismen in unserem Gehirn ihre vorgesehene Aufgabe besser erfüllen können.

Es gibt Lebensmittelzusatzstoffe, bei denen man davon ausgeht, dass sie die Blut-Hirn-Schranke direkt überwinden oder als sogenanntes Transportvehikel andere Stoffe durch die Blut-Hirn-Schranke ins Gehirn transportieren. Diese Schranke lässt nur wenige, ganz bestimmte Stoffe ins Hirn und schützt es so vor schädlichen Substanzen aus dem Blut.

Lebensmittelzusatzstoffe begleiten uns auf Schritt und Tritt, sie sind allgegenwärtig und werden weltweit in riesigen Mengen verarbeitet. Bereits in der Ernährung von Säuglingen und Kleinkindern kommen sie zum Tragen. Das Kleinkind isst das doch so gesunde Früchtemüsli, angereichert mit Vitaminen. Dass bei Produkten die darin enthaltenen »Früchte« nicht am Baum oder am Strauch gewachsen sind, sondern aus der Retorte des Chemikers stammen, ist vielen Müttern und Vätern nicht bewusst. Wenn man etwas anreichern muss, hat man doch vorher durch den Verarbeitungsprozess etwas weggenommen und, vielleicht nur in Teilbereichen und zudem noch chemisch hergestellt, wieder zugesetzt. Wie verhält sich dann diese »Teilanreicherung«, wenn die Stoffe dem Körper nicht in ihrer Ganzheit zugeführt werden, wo sie sich optimal ergänzen und die Wirkung erzielen können, für die sie vorgesehen sind? Zudem müssen Lebensmittel süß sein. Viele Kinder – und auch Erwachsene – sind es nicht gewohnt, zum Beispiel einen Tee ohne Zucker zu trinken. Schließlich werden Kinder schon früh an Süßes gewöhnt. Die »gesunden« Kindernährmittel enthalten vielfach Zucker in verschiedenen Formen.

Lebensmittelzusatzstoffe werden oft nur in sehr kleinen Dosen (in Milligramm bis Grammanteilen) eingesetzt. Zusammengenommen ergeben sich aber gewaltige Mengen. Bei den Süßstoffen sind das etwa 750 000 Tonnen im Jahr. Der Einsatz von zugesetzten Konservierungsmitteln in der Nahrung beträgt ungefähr 300 000 Tonnen, und von den sogenannten Aromen (rein chemische Substanzen) werden jährlich fast 200 000 Tonnen in Lebensmitteln verarbeitet (Zahlen der EU).

Damit Lebensmittel schön aussehen, uns ein tolles Geschmackserlebnis bescheren, auch wenn sie maßgeblich vom Originalprodukt abweichen, lange haltbar und stabil sind, gesund sein sollen und günstig hergestellt werden können, dafür bezahlen wir mit unerwünschten Auswirkungen vieler dieser Zusatzstoffe. Und, wie gesagt, Säuglinge und Kinder sind ebenso im Visier der Hersteller wie die Erwachsenen.

Gewisse Stoffe (wie etwa Zitronensäure, die in Süßgetränken, Marmeladen, Bonbons, Gummibärchen und sogar im Brot vorhanden sein kann, oder Glutamat) produziert unser Stoffwechsel als Zwischenprodukt selbst. Die Zitronensäure beispielsweise wird heute, obwohl die Bezeichnung auf den Ursprung Zitronen schließen lässt, industriell mithilfe des Schimmelpilzes Aspergillus niger produziert. Und ganz nebenbei bemerkt, kommt die Zitronensäure auch als Entkalker und WC-Reiniger mit dem Warnhinweis »haut- und augenreizend« (!) zum Einsatz.

Das Problem ist, dass diese Stoffe durch die industriell verarbeitete Nahrung noch zusätzlich zur »Eigenproduktion« des Körpers und allenfalls in anderer Form (siehe Zitronensäure oben) aufgenommen werden.

Wie wir gehört haben, spielt der Zustand des Darms bei der Entstehung einer Allergie Typ 3 eine bedeutende Rolle. Lebensmittelzusatzstoffe können ihren Beitrag auch zur Belastung und Schädigung des Darms leisten.

Wenn man nach einigen Zusatzstoffen sucht, die für den Darm problematisch sein könnten, so trifft man auf:

- E 220 schweflige Säure
- E 221 Natriumsulfit
- E 222 Nariumhydrogensulfit
- E 223 Natriummetabisulfit
- E 224 Kaliummetabisulfit
- E 226 Kalziumsulfit
- E 227 Kalziumhydrogensulfit
- E 228 Kaliumhydrogensulfit

Diese Zusatzstoffe, so vermutet man, könnten im Zusammenhang mit chronischen Darmerkrankungen (Schädigung der Darmschleimhaut) stehen.

E 410 Johannisbrotkernmehl kann in größeren Mengen abführend wirken.

E 412 Guarkernmehl kann in größeren Mengen Bauchkrämpfe und Blähungen erzeugen. Guarkernmehl ist ein pflanzlicher, wasserlöslicher Ballaststoff, der solche Reaktionen auslösen kann. Vor allem, wenn der Darm nicht gewohnt ist, Ballaststoffe zu verarbeiten.

E 420 Sorbit kann in größeren Mengen (mehr als 50 Gramm/Tag) Durchfall verursachen, weil es Wasser aus dem Dickdarm ziehen kann.

E 424 Curdlan kann zu verzögerter Ausscheidung, Durchfall, Blähungen oder Verstopfung führen. Bei Tieren wurden Veränderungen der Darmschleimhaut beobachtet.

Hier kann man sich orientieren, welche Lebensmittelzusatzstoffe welche Nebenwirkungen haben und welche man meiden sollte: www.food-detektiv.de (Dr. Watson, der Food-Detektiv), www.codecheck.info, ein Online-Handbuch, kann Ihnen ebenfalls bei Kaufentscheidungen zur Seite stehen. Auf Wunsch bekommt man die Informationen auch auf sein Handy geschickt (www.codecheck.mobi), um bei Bedarf direkt im Laden eine Abfrage machen zu können.

Halten Sie sich immer auf dem Laufenden, vergleichen Sie die verschiedenen Informationen, und ziehen Sie eventuell einen Spezialisten zurate. Oder noch besser, ernähren Sie sich von Grundprodukten, und meiden Sie industriell verarbeitete Lebensmittel.

Kochen und Essen vor 50 Jahren und heute

Wenn ich mich mit der heutigen Ernährungsweise auseinandersetze, befasse ich mich oft mit den früheren Zeiten. Ich erinnere mich dann an die einfachen, aber hervorragend gekochten Gerichte meiner Mutter. Von Food Design und Convenience Food, von unzähligen Zusatzstoffen in der Nahrung war damals noch nicht die Rede. Die Produzenten mussten die Lebensmittel auch noch nicht »anreichern«, wie dies heute gang und gäbe ist. Weißmehl zum Beispiel wird mit dem Vitamin-B-Komplex, mit Eisen und Kalzium angereichert. Inhaltsstoffe, die der Produktion zum Opfer fallen, werden also wieder hinzugefügt. Gerade bei Mehl fragt man sich, ob diese bescheidene Anreicherung ein wirklicher Ersatz für die etwa 22 lebenswichtigen Inhaltsstoffe ist.

Am Sonntag gab es häufig Kartoffelpüree – bei uns Kartoffel- oder Härdöpfelstock genannt – mit Voressen, der Schweizer Version von Ragout, Salat und Gemüse. Selbstverständlich wurde das Kartoffelpüree aus im Keller eingelagerten Kartoffeln, die gekocht und dann durch das Passe-vite (Flotte Lotte) gedreht wurden, selbst hergestellt. Mit Begeisterung drehte ich die Kurbel und beobachtete dabei, wie sich die Knollen in eine breiige Konsistenz verwandelten. Genauso interessant war es, meiner Mutter zuzuschauen, wie sie in einer schweren gusseisernen Pfanne Mehl anröstete und dieses dann unter dem Wasserhahn »ablöschte«. Die ganze Küche war in null Komma nichts voller Dampf. Wenn die Sicht wieder klarer wurde, rührte sie die Klümpchen, die sich aus dem Mehl gebildet hatten, wieder glatt.

Fertigmenüs beschränkten sich in den meisten Haushalten auf Büchsenravioli und Fertigsuppen. Normalerweise kochte man die Suppen jedoch selbst aus frischem Gemüse. Wenn es aber einmal schnell gehen musste, nahm man ausnahmsweise eine Fertigsuppe zur Hand. Eine für uns Kinder interessante Suppenkreation war Erbs mit Sago. Wir verbanden wer weiß was mit »Sago«, jedenfalls war es sogar Thema auf dem Schulweg. Viel später wurde mir klar, dass es sich bei Sago lediglich um ein geschmacksneutrales Verdickungsmittel aus Stärke handelt.

Da es damals weder einen Kühlschrank noch einen Tiefkühler gab, kaufte man jeden Tag frisch ein, oder die Lebensmittel wurden eingekellert oder sterilisiert. Im Sommer legte man die Butter zum Frischhalten in den mit Wasser gefüllten Steinguttrog (Spüle in der Küche) und ließ dauernd ein bisschen Wasser nachlaufen.

Im Umkreis von einem Kilometer gab es zwei Konsumläden, einen Metzger, einen Bäcker, ein Milchgeschäft und vier Bauern, die Gemüse, Früchte und Eier verkauften. Dazu kam noch eine Drogerie. Eine solche Ladendichte kann man sich heute nicht mehr vorstellen.

Morgens fragte meine Mutter: »Wa söll ich hüt choche?« Dann wurde der Menüplan für das Mittag- und Abendessen erstellt. Fehlte etwas im Lebensmittelschrank, wurde ich mit einem Einkaufszettel in den Konsum zu Fräulein Dämmerle geschickt. Herumtrödeln inbegriffen, war ich nach einer halben Stunde wieder zurück, und die Vorbereitungen konnten beginnen. Auch wenn es sicher nicht einfach war, jeden Tag eine

Idee für ein Mittag- und Abendessen mit diversen frischen Zutaten zu haben, meine Mutter hat es immer geschafft.

Ostern gab es traditionellerweise Vogelnestli. Bis heute habe ich erst eine Person gefunden, die sofort wusste, um was es sich dabei handelt. Woher diese absolut feine und auch optisch attraktive Kreation kommt, weiß ich nicht.

Zuerst wird ein Ei nicht zu hart gekocht. Dann umwickelt man dieses mit einer Scheibe Rohschinken und einem dünnen Schweins- oder Kalbsplätzli. Das Ganze wird mit Bindfaden zu einer kugeligen Form gebunden, kurz angebraten und in einer selbst gemachten Sauce fertig gegart. Dann schneidet man die Kugel auf und hat zwei Hälften, die jeweils wie ein Nest aussehen. Innen das Eigelb, dann das Eiweiß und außen das Fleisch.

Ein weiteres Gericht, das ich nach wie vor von Herzen gerne esse, ist Mutters Makkaroniauflauf. Die leicht gekochten Makkaroni werden in ein Gefäß – damals sprach man noch nicht von Gratinform – gegeben. Darauf werden fein gewürfeltes Knollengemüse, etwas Lauch sowie Cervelat- und Landjägerstücke verteilt. Darüber kommt wieder eine Schicht Makkaroni. Das Ganze begießt man mit einer Mischung aus Milch (Rahm), Gewürzen und einem neutralen geriebenen Käse. Und dann ab in den Ofen. Vor allem die knusprige Kruste ist auch heute für mich immer noch ein kulinarisches Erlebnis.

Können Sie sich vorstellen, dass »Müsliblätter« unsere Kinderherzen zum Springen brachten? Dabei handelt es sich doch nur um Salbeiblätter aus dem Garten, die in einem Omelettteig gewendet und im Öl ausgebacken werden.

Aus dem übrig gebliebenen Kartoffelpüree wurden am nächsten Tag Kartoffelküchlein gemacht. Das Kartoffelpüree wurde mit Ei gebunden, etwas »umgewürzt« und im Öl ausgebacken. Sicher spielt die Erinnerung an die Kindheit eine Rolle, aber auch ohne daran zu denken, sind diese Küchlein nach wie vor etwas Besonderes für mich. Die heutigen Kroketten können ihnen nicht das Wasser reichen.

Die Gerichte waren vielseitig, ideenreich und immer frisch zubereitet. Das könnten wir auch heute haben, wenn wir unserem Essen die nötige Priorität – ich sage bewusst nicht Zeit – zuordnen würden. Zeit haben wir alle gleich viel, wie wir aber die Prioritäten setzen, das ist die entscheidende Frage. Zudem war es früher selbstverständlich, alle Essensreste zu verwerten. Essen wegschmeißen gab es damals nicht.

Wenn wir heute auswärts essen, kommen wir um Fertigprodukte fast nicht mehr herum. Gerade Saucen werden fertig eingekauft. Sie selbst herzustellen, gilt als zu aufwendig und zu kostenintensiv. Aber vor allem mit selbst gemachten Saucen kann man kleine geschmackliche Höhenflüge bescheren. Tagelanges Warmhalten von Speisen trägt auch nicht zur Qualitätsverbesserung bei. Wichtige Inhaltsstoffe gehen verloren, das Lebensmittel erfüllt seinen Zweck als »Mittel zum Leben« nicht mehr.

Wenn wir nun mindestens zu Hause wieder mehr essen statt verpflegen würden, wenn wir uns Gedanken machen, welche zusätzlichen Möglichkeiten habe ich, um meine allfälligen Ernährungsmängel auszugleichen (siehe Seite 102), welche Zusatzstoffe sollten wir möglichst meiden (siehe Seite 114), könnten wir auch präventiv auf die sogenannten Zivilisationskrankheiten wie Diabetes mellitus und andere einwirken.

Wenn Allergie Typ 3 zum Thema wird, ist es sicher nicht einfach, sich zu informieren, was in welchem verarbeiteten Lebensmittel enthalten ist, zumal es das Service- oder Verkaufspersonal vielfach auch nicht weiß. Orientieren Sie sich immer an der Auflistung der Inhaltsstoffe, die auf jeder Verpackung angegeben werden müssen. Fragen Sie Fachleute, wenn Sie mit

Bezeichnungen nicht klarkommen. Bleiben Sie hartnäckig, bis Sie eine kompetente und für sie selbst befriedigende Antwort bekommen. Und mit Ideenreichtum können Sie die unverträglichen Speisen ersetzen, um trotz allem Freude am Essen zu haben.

Nicht zuletzt Kindern und Jugendlichen zuliebe, die das Essen betreffend vielfach in einer schlechten Situation aufwachsen, befasse ich mich seit längerer Zeit mit diesem Thema. Glauben Sie mir, man kann auch in der heutigen Zeit einiges dafür tun, um allein durch die Ernährung das Leben lebenswerter zu gestalten. Möglichst viel unverfälschte und unbehandelte Nahrungsmittel auf den Tisch bringen, und die Körper von Jung und Alt werden sich äußerst dankbar erweisen. Denken Sie immer daran: Ihr Körper ist Ihr wertvollstes Haus, tragen Sie Sorge dazu.

Wie kochte und aß man vor Jahrzehnten

Früher war nicht alles besser, sondern einfach anders. Die Kosten für die Ernährung lagen bei 30 Prozent des Einkommens einer Durchschnittsfamilie – heute sind es noch 9 Prozent! Die Lebensmittel waren also im Verhältnis zum Einkommen viel teurer als heute, und dementsprechend sorgfältiger ist man damit umgegangen. So gab es früher kaum Reste, die weggeworfen wurden, ja sogar aus altem Brot gab es sehr beliebte Speisen, wie zum Beispiel »Vogelheu« oder »Apfelrösti«, Brotsuppe oder Brotauflauf. Jede Familie hatte eine dieser Speisen wöchentlich auf dem Teller.

Man aß viel mehr Suppen. Suppe gab es sowohl vor dem Mittag- wie vor dem Abendessen. Auch aß man viel weniger Salat, der wurde als Zwischengang nach der Suppe oder mit dem Hauptgang gereicht.

Und natürlich gab es sehr viele Lebensmittel noch nicht, die für uns heute selbstverständlich sind. Bananen beispielsweise waren nur beim Delikatessenhändler zu einem hohen Preis erhältlich. Das Angebot richtete sich strikt nach der Saison. Im Winter stand Sauerkraut jede Woche auf dem Speisezettel, und Beeren gab es nur im Sommer.

Früher pflegte die ganze Familie, am Sonntag in die Kirche zu gehen. Und während des Kirchgangs köchelte oder bruzzelte auf dem Herd oder im Backofen der Sonntagsbraten mit viel Knochen und Kalbsfüßchen und Gemüse. Knochen und Kalbsfüßchen gaben ihre Gelatine an die Sauce ab. Da die Haushalte heute so klein sind, werden auch kaum noch große Fleischstücke zubereitet und viel weniger Knochen verwendet. Die darin enthaltene für uns wichtige Gelatine essen wir heute in Form von Kapseln, zum Beispiel aus Haifischknorpeln und Muschelextrakten gegen Arthrose, die heutzutage auch immer jüngere Menschen quält.

Food Design, Fast Food und Convenience Food – Zeichen unseres Zeitalters

Alle unverarbeiteten Lebensmittel, seien diese von Pflanzen oder von Tieren, enthalten Vitalstoffe: Vitamine, Mineralstoffe, Spurenelemente, Faserstoffe, sekundäre Pflanzenstoffe und so weiter. Diese Vitalstoffe haben leider die Tendenz, dass sie bei jeglicher Verarbeitung wie Hacken oder Kochen und durch Lagern zu einem großen Teil verloren gehen. Und da der Durchschnittskonsument leider immer mehr Fertigprodukte isst, in denen der Gehalt an eben diesen Vitalstoffen mindestens stark dezimiert, gibt es immer mehr Lebensmittel, in die der Hersteller vor allem aus Werbezwecken einzelne Vitalstoffe wieder zugibt.

Vorteil: Nun könnte man sagen, dass diese Zusätze vor allem als Werbeargument dienen. Aber andererseits dienen sie auch einer wirklichen Wertsteigerung

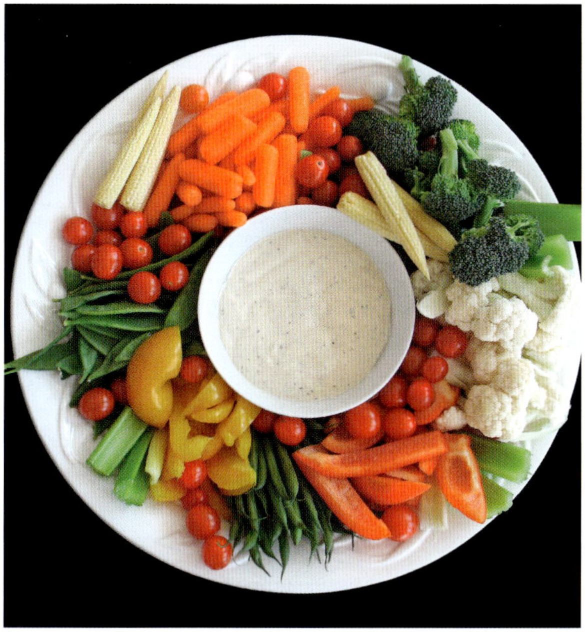

Gesunde Nahrungsmittel sollen einen wesentlichen Anteil unserer Ernährung darstellen. Auf individuell unverträgliche Lebensmittel ist besonders zu achten.

des verkauften Produkts. Sicher, die Devise der Vollwerternährung »Selbst kochen aus Grundprodukten« wäre das Optimum, nur sieht die Wirklichkeit inzwischen anders aus. Aus welchen Gründen auch immer verwenden zunehmend mehr Menschen ihre Zeit lieber für anderes als für die Zubereitung ihrer Nahrung. Und da sind angereicherte Lebensmittel doch eben eine Verbesserung.

Nachteil: Viele der industriell zubereiteten Nahrungsmittel enthalten auch Zusatzstoffe, die unser Immunsystem wirklich belasten. So sind die meisten Konservierungsstoffe Säuren, die den ohnehin übersäuerten Stoffwechsel von kranken Menschen zusätzlich übersäuern. Und die enthaltenen Farbstoffe machen Allergikern häufig zu schaffen. Allergiker oder Menschen mit Unverträglichkeiten täten gut daran, ihre Nahrung aus Frischprodukten, möglichst biologischer Herkunft, zuzubereiten. Erstens erhalten sie dadurch am meisten Mikronährstoffe und zweitens vermeiden sie die ungesunden Zusatzstoffe.

Kinder und Jugendliche reagieren besonders empfindlich auf Lebensmittelzusatzstoffe – allen voran die Konservierungsmittel. Aber auch die künstlichen Zucker, wie Aspartam, Assugrin, Cyclamat sind für sie besonders schädlich (siehe Seite 114). So reagieren beispielsweise alle hyperaktiven Kinder auf Säuren und auf künstliche Zuckerarten mit Aufmerksamkeitsstörungen oder hyperaktiven Schüben. Aber auch immer mehr Erwachsene reagieren auf diese Zuckerarten mit Allergien oder Unverträglichkeiten, große Müdigkeit und Unkonzentriertheit sind die Folgen.

Wie geht man mit Lebensmittelzusatzstoffen um?

Kurz gesagt: Am besten, indem man sie meidet! Indem man seine Menüs selbst kocht oder im Fall von Frischkost eben nicht kocht. Die Vollwerternährung ist erwiesenermaßen die gesündeste Ernährungsform. So sagt Walter Willett in seinem Buch »Eat, Drink and be Healthy«: Vitaminpillen sind exzellente Lieferanten von Mikronährstoffen für unsere Gesundheit. Aber sie ersetzen eine gesunde Ernährung nicht. Sie können den erdigen Geruch und Geschmack eines frischen Maiskolbens nicht ersetzen und auch nicht die Süße einer frischen Tomate, die Knackigkeit eines Apfels und das fröhliche Grün von frischen Erbsen oder Brokkoli. Ernähre dich von frischen Früchten und Gemüse – sie schmecken besser und enthalten eine Menge von sekundären Pflanzenstoffen, die nicht in den Kapseln stecken ... Und wir möchten hinzufügen: Nicht nur die Frische von Lebensmitteln macht eine Steigerung des Lebensgefühls aus, sondern auch die Gewissheit, sich mit Frischprodukten – wenn möglich biologischen – etwas Gutes zu tun.

Freude am Essen als oberstes Gebot

Allzu gesund kann auch ungesund sein

Wenn Sie beim Essen immerzu überlegen, was gesund ist und was nicht, fügen Sie sich Schaden zu. Eine überaus wichtige Sache in Ihrem Leben kommt nämlich zu kurz: die Lebensfreude.

Selbstverständlich ist es wünschenswert, die heilende Wirkung der Ernährung in seine Überlegungen einzubeziehen. Es ist bewundernswert, wenn jemand gerade in der heutigen Zeit beschließt, sich nur noch von taufrischer, vegetarischer Kost, die frei von Zusatzstoffen ist, zu ernähren. Wenn er jeden Bissen mit vollem Bewusstsein in den Mund steckt und lange kaut, wird er sich eventuell nach einiger Zeit vitaler und stärker fühlen. Darauf werden seine Menüvorstellungen laufend extremer, und er wird eines Tages merken, dass sich seine Gedanken nur noch ums Essen drehen. Das kann zur Folge haben, dass er von Tag zu Tag einsamer wird, weil seine Einstellung zum Essen zwanghaft ist. Vielleicht wird er sogar selbst feststellen, dass er sich mit Stolz über die sogenannten »Schlechtesser« stellt und dass er regelrecht zu missionieren beginnt. Er ist der Orthorexie verfallen (griech. *ortho*: richtig, *orexis*: Appetit).

Eine solche Missionarstätigkeit ist aber oft zum Scheitern verurteilt, da es überwiegend Essgewohnheiten gibt, die der heute vertretenen Theorie – wenn sie denn stimmt – von gesunder Ernährung deutlich widersprechen. Leute, die deftiges Essen bevorzugen oder die schauen (müssen), wo sie was am billigsten bekommen, werden sich nicht so schnell überzeugen lassen, dass frische biologische Lebensmittel, vor allem viel Gemüse und Früchte, der optimale Einsatz und die richtige Kombination von verschiedenen Fetten, das Meiden von gewissen Zusatzstoffen dem Körper auf Dauer viele Vorteile bringen. Selbst die Aussicht auf einen verlangsamten Alterungsprozess wird ihre Einstellung, gerade wenn sie sich ja noch fit fühlen, nicht zwangsläufig ändern.

Man darf kein gestörtes Verhältnis zum Essen entwickeln. Die Sache wird dann problematisch, wenn der Kopf darüber entscheidet, was Körper und Seele wirklich brauchen. Im Grunde genommen bräuchten wir keine Blutanalysen, um festzustellen, was uns guttut und was nicht. Unsere Vorfahren haben durch das Riechen und das Betrachten verschiedener Speisen und geleitet durch ihr Gefühl beschlossen, was ihr Körper zum jeweiligen Zeitpunkt gerade nötig hatte und was er verträgt. Kinder haben auch heute noch solche Fähigkeiten. Wir treiben sie ihnen aber zum Teil mit dem bekannten Satz: »Was auf den Tisch kommt, wird gegessen« aus.

Zudem besitzen wir Menschen eine Menge von ererbtem Wissen und Erfahrungen unserer Vorfahren bis zurück zu den Steinzeitmenschen, die im Unterbewusstsein gespeichert sind und bei Bedarf abgerufen werden. Der Verstand spielt nämlich im Alltag eine wesentlich kleinere Rolle, als wir annehmen. Was wir essen, ist auch eine Frage von unbewussten Verhaltensmustern. Zudem spielen bei den Reaktionen natürlich auch die Gene eine bestimmte Rolle. Also müssen wir uns wohl oder übel auch mit solchen Verhaltensmustern auseinandersetzen und wieder stärker auf unsere Gefühle – so wie es Kinder tun – achten oder abklären, welche Lebensmittel unser Immunsystem nicht mag.

Von Patienten höre ich häufig: »Ich wundere mich

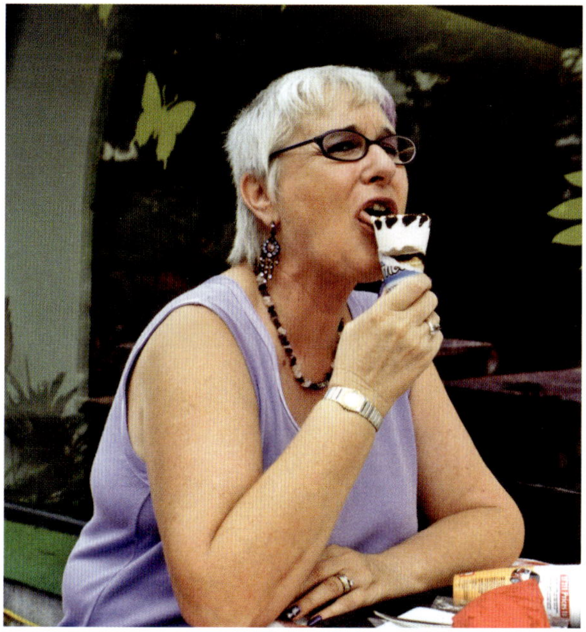

Auch vermeintlich »Ungesundes« kann Lebensqualität bedeuten – aber immer mit Maß und Ziel!

nicht, dass dieses Lebensmittel bei mir eine Allergie Typ 3 auslöst. Ich mag es eigentlich nicht und esse es nur, wenn es auf dem Teller liegt. Andererseits kann es aber auch gerade die Lieblingsspeise sein, die eine Allergie Typ 3 auslöst.

Sich jeden Tag auf die Waage zu stellen und dann frustriert zu sein, oder jeden Morgen den Körper abzutasten, um zu prüfen, ob man über Nacht Krebs bekommen hat, kann genauso schaden, wie etwas mit einem schlechten Gewissen zu essen. Wenn ich bei jedem Bissen denke, das solltest du eigentlich nicht tun, das ist nicht gesund, muss ich mir der bekannten Tatsache bewusst sein, dass intensive Gefühle, ob gut oder schlecht, auf die Dauer zu entsprechenden Körperreaktionen bis hin zu Gesundheitsstörungen führen können.

Sicher haben Sie auch schon mit schlechtem Gewissen gegessen. Sie fühlten sich anschließend unwohl und sagten sich: Das war jetzt keine gute Idee. Wenn Sie aber etwas mit Freude und Genuss essen, das nicht auf der Liste der gesunden Lebensmittel zu finden ist oder das Ihr Immunsystem nicht mag, dann werden Sie sich danach besser fühlen. Wenn Sie dieses Lebensmittel dann vier Tage nicht mehr essen (Rotationsprinzip), haben Sie sehr viel für Ihre Seele und Ihre Lebensqualität getan. Ich bin überzeugt, dass ein solches Verhalten mehr Positives bewirkt, als wenn Sie stur und nur aus Vernunft die eigentlich vorgesehenen Sprossen auf Reiswaffeln gegessen hätten, obwohl Sie mehr Lust hatten auf Spaghetti mit einem leckeren selbst gemachten Sugo und geriebenem Parmesankäse. Bei Nahrungsmitteln, die für Sie unverträglich sind (Allergie Typ 3), das sei hier deutlich gesagt, sollten »Ausrutscher«, selbst unter Berücksichtigung der oben erwähnten Viertageregel, aber eher die Ausnahme sein.

Wenn jemand seine Essgewohnheiten ändern will oder sollte, so ist es wichtig, dass er den Sinn und Zweck selbst einsieht und voll und ganz dahinterstehen kann. Nur aus eigener tiefer Überzeugung wird er etwas bewegen. Anderenfalls wird eine Sache halbherzig begonnen und dann klammheimlich wieder aufgegeben, denn wir Menschen sind nicht sehr konsequent, wenn es darum geht, lieb gewordene Gewohnheiten zu ändern. Vielfach wird dann der Methode die Schuld zugespielt, dass es nicht geklappt hat.

Was auch immer Sie tun (müssen), es gibt in jeder Situation eine Möglichkeit, die Lebensfreude mit dem Essen zu kombinieren.

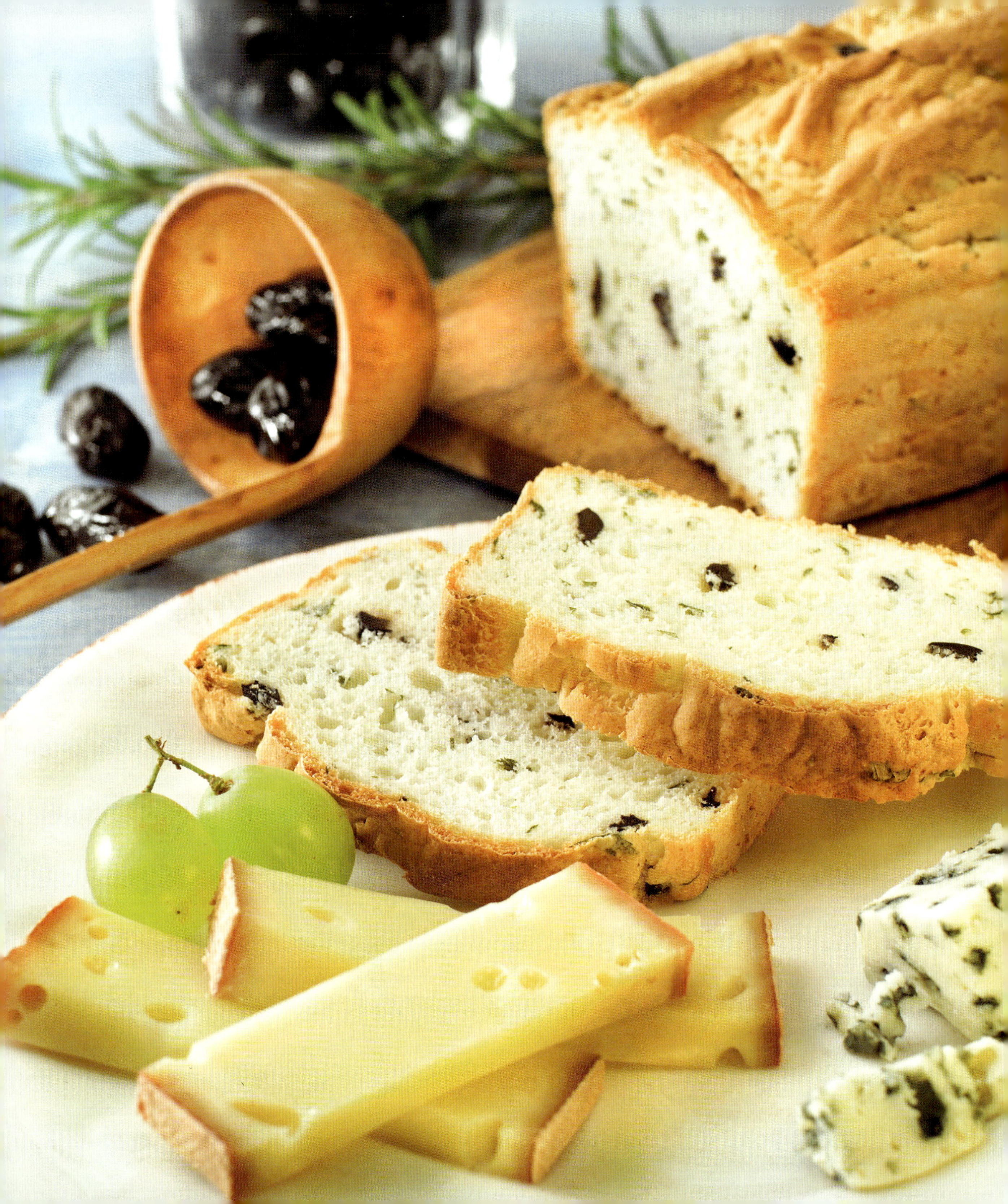

Es gibt immer mehr sogenannte Ersatzprodukte. Für Hersteller und für Verkäufer sind sie inzwischen ein lukratives Geschäft. Das kommt jedoch auch jenen zugute, die unter einer Allergie Typ 3 auf gewisse Nahrungsmittel leiden. Zahlreiche Alternativen sind erhältlich: ob gluten- oder kuhmilchfreie Produkte, ob Nahrungsmittel ohne Hühnerei, ja sogar Mayonnaisen ohne Ei. Im Auge behalten sollte man bei all diesen Produkten aber das Thema Lebensmittelzusatzstoffe (siehe Seite 114 ff.)

Unverträglichkeit von Gluten (Getreideeiweiß)

Gluten kommt in folgenden Getreidesorten vor:

- Weizen
- Roggen
- Hafer
- Gerste
- Dinkel
- Grünkern
- Triticale (Weizen-Roggen-Kreuzung)

Die daraus hergestellten Produkte wie Brot, Kuchen, Gebäck, Teigwaren, Müsli, Paniermehl oder Fertigsaucen enthalten also Gluten.

Geeignete Getreidearten für Menschen mit einer Glutenunverträglichkeit:

- Reis
- Mais
- Hirse
- Buchweizen
- Quinoa
- Amaranth

Glutenfreie Mehle

- ds Mehl und glutenfreie Fertigprodukte von Coop
- Glutafin Mehl und glutenfreie Fertigprodukte von Migros
- Hammermühle glutenfreies Mehl aus der Drogerie, dem Bioladen oder Reformhaus
- glutenfreie Mehle und glutenfreie Bäckereiprodukte von der Bäckerei Gerig (siehe Adressen, Seite 142)
- Dr. Schär glutenfreie Mehle, Back- und Teigwaren
- Mantler glutenfreies und laktosefreies Mehl

Glutenfreie Teigwaren

Im Handel gibt es verschiedene glutenfreie Teigwaren. Wichtig ist zu wissen, wenn Ihnen ein Produkt nicht schmeckt, sind nicht die glutenfreien Teigwaren als solche schlecht, sondern dieses Produkt schmeckt Ihnen persönlich nicht. Dann muss man weitersuchen. Ein Produkt, das bis jetzt immer als gut befunden wurde:

- »La Veneziane« senza Glutine, von MolinodiFerro, italienische Teigwaren aus Maismehl und Wasser, die in Drogerien und Reformhäusern erhältlich sind.

Weitere Produktinformationen unter www.glutenfrei-supermarkt.de und www.glutenfrei.at.

Unverträglichkeit von Hühnereiern (Allergie Typ 3)

Valpiform, ein Pulver aus Kartoffel- und Reisstärke sowie Guarkernmehl, das mit Wasser angerührt wird. Überall einsetzbar, wo man das Ei zum Binden braucht. Erhältlich in der Drogerie oder im Reformhaus.

In vielen Rezepten (Kuchen, Gratinguss usw.) können Eier durch Tofu ersetzt werden: 50 Gramm Tofu püriert = 1 Ei.

Unverträglichkeit von Kuhmilch

Zuerst müssen Sie wissen, ob Sie das **Milcheiweiß** oder den **Milchzucker** (Laktose) weglassen müssen!

Vorsichtsmaßnahmen bei einer Milcheiweißunverträglichkeit:

Wollen Sie Milchprodukte weglassen, so müssen Sie zu Detektiven werden, denn es gibt kaum Nahrungsmittel, die nicht von der Lebensmittelindustrie mit Milchprodukten verarbeitet werden. Dabei ist **Magermilchpulver** (und damit Milcheiweiß) der meist verwendete Zusatzstoff der Lebensmittelindustrie!

Magermilchpulver ist vorhanden

- *in den meisten Broten:* zum Beispiel Zopf, Gipfeli (Hörnchen), fast alle Brote außer normalem Weißbrot, Graubrot und Grahambrot. In den meisten anderen Broten wird Magermilchpulver unter dem Namen »Backhilfsmittel« oder »Bindemittel« oder »Emulgator« versteckt. Lesen Sie also Etiketten, oder erkundigen Sie sich vor dem Brotkauf beim Bäcker.
- *in nahezu allen Kuchen und Kleingebäcken:* wie zum Beispiel Patisserie, allen Biskuits/Keksen (Trockengebäck), allen Kuchen. Die einzigen mir bekannten ohne Milchprodukte sind: Obstkuchen ohne Guss und mit Blätterteig hergestellte Backwaren (industriell hergestellter Blätterteig enthält Margarine und keine Butter).
- *in Wurst- und Fleischwaren* (beispielsweise Kalbsbratwurst, Fleischkäse, Aufschnitt)
- *in allen Fertigsaucen und Fertigsuppen:* Wenn auf dem Etikett »Emulgator« oder »Bindemittel« steht, handelt es sich fast immer um Magermilchpulver. Also machen Sie die Saucen selbst (etwa aus püriertem Gemüse), und auch die Suppen müssen selbst gemacht werden.
- *in allen Fertigmenüs:* Auch hier gilt: Wenn Sie auf das Wort »Emulgator« oder »Bindemittel« stoßen, dann wieder zurückstellen!
- *in allen Eissorten, außer in Wassereis!*

Hier noch ein paar hilfreiche Tipps:

1. Notieren Sie Ihre Lieblingsrezepte und die Ihrer Familie und prüfen Sie, welche keine Milchprodukte enthalten. Diese Rezepte (zum Beispiel Pommes frites, Spaghetti, Rösti, Ratatouille, Risotto mit Pilzen, Apfelkuchen mit Blätterteig und ohne Guss) können Sie auch weiterhin kochen.
2. Nehmen Sie Ihre Vorräte unter die Lupe. Lesen Sie auf allen Packungen die Inhaltsangaben genau durch, und verschenken Sie alle Produkte, die Milcheiweiß, Magermilchpulver, Bindemittel, Emulgatoren enthalten. Behalten Sie nur die reinen Grundnahrungsmittel ohne Zusatzstoffe.

Last but not least: Machen Sie sich einen Sport daraus, mithilfe der Austauschtabelle Gerichte auf den Tisch zu zaubern, bei denen niemand merkt, dass Sie Diät gekocht haben. Denn Diät muss nicht Verzicht bedeuten.

Austauschtabelle bei einer Milcheiweiß-unverträglichkeit (Allergie Typ 3)

Statt Milch:

- Rahm und Wasser im Verhältnis von etwa 1 : 4, 100 ml Rahm + 400 ml Wasser = 500 ml Milchersatz. Zum Eindicken oder Aufwerten eventuell 1 TL Mandelpüree hinzufügen.
- Sojamilch aus dem Reformhaus. Achtung: Allergiker werden erfahrungsgemäß sehr schnell auch auf Sojaprodukte und Sojamilch allergisch. Also bitte nicht im Übermaß konsumieren. Die Tatsache, dass Soja gentechnisch manipuliert sein kann und pflanzliche Östrogene (Phytoöstrogene), die wie weibliche Geschlechtshormone wirken, enthält, hat scheinbar schon dazu geführt, dass zweijährigen Mädchen Brüste wachsen (siehe »Die Kalorienlüge« von Hans-Ulrich Grimm).
- Mandelmilch: 500 ml Wasser mit 50 g Mandelpüree oder 50 g geschälten Mandeln mixen; werden ganze geschälte Mandeln verwendet, sehr fein mixen und dann durchsieben.
- Sesammilch: 500 ml Wasser mit 2 EL Tahin (Sesampaste) mixen.
- Nuss-/Sonnenblumenkernmilch: Mit Cashew- oder Sonnenblumenkernen wie Mandelmilch zubereiten. Im Reformhaus sind verschiedene Nussmuse in Gläsern erhältlich.
- Reismilch und andere Milcharten aus Getreide aus dem Reformhaus.
- Ziegenmilch frisch und in Pulverform.
- Kokosmilch: fertig und aus der Dose, eventuell mit etwas Wasser auf die gewünschte Konsistenz verdünnen, oder Kokosflocken mit Wasser aufmixen und durchsieben.

Statt Joghurt:

- Schafmilchjoghurt
- Ziegenmilchjoghurt
- Sojajoghurt (Achtung: Etikett lesen! Kann Magermilchpulver enthalten.)

Statt Quark:

- Schafmilchquark (im Reformhaus erhältlich)
- Ziegenmilchquark (im Reformhaus erhältlich)

Statt Käse:

- Schafskäse und Ziegenkäse (Aufpassen: Es gibt Schafskäse, der mit Kuhmilchkäse vermischt ist.)
- Tofu, in Würfel schneiden und in Olivenöl mit wenig Essig, Salz, Knoblauch, Pfefferkörnern und Kräutern einlegen.
- zum Gratinieren: Sauerrahm verrühren und mit Kräutersalz würzen.
- zu Teigwaren: Statt des sonst darüber gestreuten Käses eine würzige Sauce herstellen, zum Beispiel mit Oliven, Kapern, getrockneten Tomaten, getrockneten Pilzen, mit Salz, Kräutern, Knoblauch und gewürztem Paniermehl abschmecken.

Statt Butter:

- kalt gepresste Öle zum Kochen/Backen. Kokosfett/Öl
- ungehärtete Margarine aus dem Reformhaus (Achtung: Darauf achten, dass sie keinen Milcheiweißzusatz enthält!)

Statt Rahm:

- Sojarahm aus dem Reformhaus
- Mandelrahm: 50 g Mandelpüree, eventuell etwas Honig und 1 Prise Salz verrühren und 200 ml Wasser zuerst tropfenweise, dann im Strahl unter ständigem Rühren mit dem Schneebesen unterrühren.

Unverträglichkeit von Laktose (Milchzucker)

Die beste Therapie ist die Vermeidung. Ein anderer Weg ist das regelmäßige Einnehmen von Präparaten, die Laktase enthalten, zum Beispiel Lactigest.

Produkt	Laktosegehalt	Bemerkungen
Voll-, Drink-, Magermilch	4,8 g	Je nach Person kann bis zu 100 ml vertragen werden.
Rahm	3–5 g	Die individuell tolerierbare Menge muss ausgetestet werden.
Laktosefreie Milch	keine Laktose	Ideale Alternative zu Milch.
Joghurt/Sauermilch	4–5 g	Ist in der Regel gut verträglich. Der Milchzucker wird durch die Wirkung der Milchsäurebakterien abgebaut.
Hartkäse wie Sbrinz, Parmesan, Emmentaler	keine Laktose	Extrahart- und Hartkäse werden normalerweise problemlos vertragen.
Halbhartkäse und Weichkäse wie Tilsiter, Camembert	Spuren	Werden meist gut toleriert.
Frischkäse wie Quark, Blanc battu, Hüttenkäse, Ricotta, Feta	3–4 g	Die individuell tolerierbare Menge muss ausgetestet werden.
Buttermilch/Molke	3–5 g	Je nach Person kann bis zu 10 ml vertragen werden.
Butter	Spuren	Butter wird meist gut toleriert.

Unverträglichkeit von Fruktose (Fruchtzucker)

Früchte und Fruchtsäfte ganz weglassen.

Achtung: Immer mehr Süßwaren und Süßgetränke enthalten Fruktose statt Zucker.

Fruktose kommt auch vor in:

- Haushaltzucker = Gemisch aus Fruktose und Glukose.
- Inulin = Kohlenhydrat, das aus Fruktose aufgebaut ist.
- Sorbit = chemischer Abkömmling der Glukose, der im Körper zu Fruktose umgewandelt wird. Ist vor allem in Diabetiker-Produkten vorhanden.
- Invertzucker = Gemisch aus Fruktose und Glukose.

Weitere Infos unter: www.ernaehrung.de: Ernährungstipps – Intoleranzen

Unverträglichkeit von Histamin

Die häufigsten Auslöser sind:

- alkoholische Getränke (insbesondere Rotwein, Champagner)
- Käse (insbesondere Hartkäse wie Emmentaler)
- Schokolade (Nahrungsmittel, die Kakao enthalten)
- Salami und Rohwürste
- Nüsse
- Tomaten
- Sauerkraut
- Spinat
- Erdbeeren, Zitrusfrüchte
- Fisch

Präventions- und Heilmittel bei einer Allergie Typ 3

Wie wir gesehen haben, ist der Dünndarm die Schaltzentrale für alle Prozesse des Immunsystems in Bezug auf die Fremdstoffe, die wir von außen aufnehmen wie zum Beispiel Nahrungsmittel oder Umweltgifte. Somit kommt dem Darm eine wesentliche Bedeutung bei einer Allergie Typ 3 zu. Um seine optimale Funktion zu gewährleisten, können individuelle Heilmittel, auf komplementärmedizinischer Basis durch einen Fachmann verordnet, eingesetzt werden. Am besten lässt sich das nach den Resultaten einer Stuhlanalyse bewerkstelligen (siehe Seite 70). Auf diese Art kann eine Sanierung des Darms zielgerecht und effektiv durchgeführt werden.

In der Therapie werden beispielsweise Präparate mit lebensfähigen oder inaktivierten Keimen eingesetzt. Kolostrum stellt ebenfalls eine Möglichkeit dar. Diese Präparate führen zu einer Stabilisierung der Schleimhautimmunität. Manchmal sollte auch Zink gegeben werden. Für die Milieustabilisierung einer schwachen Säuerungsflora kann die Gabe von verschiedenen milchsäurebildenden Bakterien angezeigt sein. Sind entzündliche Schleimhautirritationen vorhanden, greift man beispielsweise auf sinnvolle Kombinationen von Aminosäuren zurück. Auch Omega-3-Fettsäuren (Leinöl, Fischölkapseln), Weihrauchkapseln oder -tabletten, Myrrhetabletten können in Betracht gezogen werden.

Für die Prävention von Darmstörungen infolge einer Veränderung der Darmflora gibt es pre- und probiotische Produkte zum Aufbau. Auch über den Sinn solcher Präparate wird von wissenschaftlicher Seite kontrovers diskutiert. Man sollte das Ganze aber individuell sinnvoll handhaben. Vertrauen Sie Ihrem Spezialisten.

Brotrezepte mit glutenfreiem Mehl

Brot, das mit glutenfreiem Mehl hergestellt wird, ist nicht so knusprig und hat nicht den Grundgeschmack, wie man ihn gewohnt ist. Wenn man dem Teig Zutaten wie getrocknete Tomaten, Gewürze, Kräuter, Speckwürfel, Bananen oder getrocknete Aprikosen beimischt, erhält man schmackhafte Brote. Fantasie ist gefragt!

Mit in Öl eingelegtem Oregano und entsprechenden Gewürzen kann man sogar einen Pizzateig herstellen.

Wenn man das Brot knusprig haben möchte, gibt man die Scheiben vor dem Essen in den Toaster.

Im Handel gibt es gute Brotbackautomaten zu Preisen um die 100 Franken / 60 Euro. Diese übernehmen die Brotherstellung vom Mischen/Kneten der Zutaten bis zum Backen.

Karotten-Basilikum-Brot

500 g glutenfreies Mehl
2 TL Salz
31,5 g Hefe
250 ml Schafmilch
1 TL Zucker
25 g Butter oder Kokosfett
2 EL Distelöl
200 g geraspelte Karotten
2 EL Basilikumpaste oder frisches Basilikum, eventuell mit etwas Öl zu einer Paste verarbeitet
Kartoffelstärke

Das Mehl mit Salz vermischen. Hefe mit Schafmilch und Zucker verrühren. Zum Mehl geben und kneten. Butter und Distelöl beimischen. Karotten und Basilikumpaste darunterziehen. So viel Kartoffelstärke einkneten, bis die Konsistenz geschmeidig ist und der Teig nicht mehr klebt. Den Teig auf das Doppelte gehen lassen. In eine gefettete Backform geben und noch einmal gehen lassen.

Bei 200 Grad 50 Minuten backen.

Olivenbrot

300 g glutenfreie Mehlmischung
1 TL Salz
50 g Oliven
1 kleine Dose Sardellen nach Belieben, fein geschnitten
21 g Hefe
200 ml Wasser
4 EL Olivenöl
100 g Buchweizenmehl

Die Mehlmischung mit Salz vermischen. Oliven und Sardellen daruntermengen.

Die Hefe mit dem Wasser verrühren, unter das Mehl ziehen und kneten. 2 EL Olivenöl beimischen. Das Buchweizenmehl dazugeben und kneten, bis die Konsistenz geschmeidig ist und der Teig nicht mehr klebt. Den Teig auf das Doppelte gehen lassen. Zu einem Brot formen und noch einmal gehen lassen.

Das Brot mit dem restlichen Olivenöl bepinseln und bei 225 Grad 50 Minuten backen.

Knusperbaguette

200 g Buchweizenmehl
1 TL Salz
10,5 g Hefe
50 ml Wasser
100 ml Schafmilch
1 TL Zucker
1 EL Distelöl
50 g Kartoffelstärke

Das Buchweizenmehl mit Salz vermischen. Die Hefe mit Wasser, Schafmilch und Zucker verrühren, unter das Mehl ziehen und kneten. Distelöl und Kartoffelstärke darunterkneten, bis die Konsistenz des Teigs geschmeidig ist und er nicht mehr klebt. Den Teig auf das Doppelte gehen lassen.

Zu einem Baguette formen, mehrere diagonale Einschnitte machen und noch einmal gehen lassen. Mit Wasser befeuchten und mit Buchweizenmehl abreiben.

Bei 250 Grad 45 Minuten backen.

Mississippi Cake alla Luzia

Schokoladenkuchen
(ohne Gluten, Kuhmilchprodukte und Hühnerei)

2 EL Wasser
2 EL sofortlöslicher Kaffee oder 1 kleine Tasse Espresso
175 g weiche Butter oder Kokosfett
100 ml Rahm oder Sojarahm
4 Eier, verquirlt oder 40 g Valpiform (Drogerie), in 160 ml Wasser aufgelöst
250 g Zucker
1 TL Vanillinzucker
1 Prise Salz
50 g Kakaopulver und 50 g Schokoladenpulver oder 100 g Kakaopulver
250 g Mehl oder glutenfreies Mehl
1 TL Backpulver
6 Schokoladenstängel oder 1 Tafel dunkle Schokolade mit mindestens 75 % Kakaoanteil

Alle Zutaten bis auf die Schokolade in eine Schüssel geben und zu einem glatten Teig rühren. Eventuell noch etwas Wasser, Milch (Sojamilch, Kokosmilch) oder Rahm (Sojarahm) beimischen.

Zwei Drittel des Teigs in eine Cakeform von 28 bis 30 Zentimeter Länge gießen, dann die Schokolade in Stücke schneiden oder brechen und gleichmäßig auf dem Teig verteilen. Den Rest des Teigs darübergießen.

Bei 180 Grad im vorgeheizten Ofen auf der untersten Stufe etwa 65 Minuten backen.

Nach Belieben mit Puderzucker bestäubt oder mit Rahm (Sojarahm) servieren.

Haltbarkeit: Im Kühlschrank eine Woche haltbar. Kann auch gut eingefroren werden.

Tante Ernas himmlischer Schokoladenkuchen

(ohne Mehl, ohne Gluten und ohne Kuhmilch)

125 g Butter
200 g Zucker
6 Eigelb
250 g dunkle Qualitätsschokolade
½ Tasse (gängige Kaffeetasse) starker Kaffee (Espresso)
6 Eiweiß

Die Butter schaumig rühren und den Zucker dazugeben. Ein Eigelb nach dem anderen darunterrühren und die Masse etwa 20 Minuten von Hand oder 5 Minuten mit dem Rührgerät weiterrühren.

Die Schokolade mit dem Kaffee im Wasserbad schmelzen und abgekühlt zur Eigelbmasse geben.

Das Eiweiß zu Schnee schlagen und sorgfältig unter die Masse ziehen.

Eine mittelgroße Springform gut einbuttern, die Masse einfüllen und im vorgeheizten Ofen bei 180 Grad 25 bis 30 Minuten backen.

Achtung: Dieser Kuchen muss unbedingt 3 Tage kühl ruhen (z. B. im Keller), bevor man ihn genießen kann. Sie werden für das Warten mit einem wunderbaren pralinenartigen Geschmack belohnt.

Kartoffelpüree mit getrockneten Tomaten

(ohne Milch, ohne Gluten, ohne Eier)

1 kg Kartoffeln
4 Schalotten, in dünne Ringe geschnitten
3 Knoblauchzehen, in dünne Scheiben geschnitten
2 EL kalt gepresstes Olivenöl
3 EL Pinienkerne
100 g getrocknete, in Öl eingelegte Tomaten, fein gehackt
6 schwarze Oliven, entsteint und gehackt
8 Blätter Basilikum, grob gehackt
3 EL kalt gepresstes Olivenöl
Salz, Pfeffer aus der Mühle

Die Kartoffeln schälen und über Dampf sehr weich kochen.

In der Zwischenzeit die Schalottenringe und die Knoblauchscheiben im Olivenöl dünsten. Dann die Pinienkerne und anschließend die getrockneten Tomaten, die schwarzen Oliven und das Basilikum hinzufügen und kurz mitdünsten.

Die Kartoffeln durch eine Presse drücken und mit der Tomaten-Schalotten-Mischung sowie dem Olivenöl gut vermengen. Mit Salz abschmecken. Auf eine vorgewärmte Platte geben und schwarzen Pfeffer darüber mahlen.

Oder das Kartoffelpüree abschmecken, das Olivenöl einrühren und die Tomaten-Schalotten-Mischung darum herum anrichten.

Gemüsecurry mit Sesamkartoffeln

(ohne Milch, ohne Gluten, ohne Eier)

2 EL Kokosfett oder Maiskeimöl
1 Zwiebel, in Streifen geschnitten
2 Knoblauchzehen, gehackt
1 TL frischer Ingwer, fein gehackt
1 kg Gemüse, in Streifen geschnitten
1–2 EL Currypulver
200 ml Gemüsebouillon
100 ml Kokosmilch

Für die Sesamkartoffeln:
2 EL Kokosmilch oder Maiskeimöl
2 EL geschälter Sesam
1 TL Gelbwurzpulver (Kurkuma)
½ TL Garam Masala (indische Gewürzmischung)
800 g Kartoffeln, gebürstet, halb gar gekocht, in größere Stücke geschnitten
Salz, evtl. etwas Pfeffer aus der Mühle

In einer großen Pfanne das Öl leicht erhitzen, Zwiebel, Knoblauch und Ingwer kurz andünsten, dann das Gemüse hinzugeben und gut mitdünsten. Mit Currypulver bestäuben und kurz dünsten. Dann mit der Gemüsebouillon und der Kokosmilch ablöschen und alles zusammen weich köcheln. Mit Salz abschmecken.

Für die Kartoffeln eine Bratpfanne erhitzen, das Öl hineingeben und darin Sesam, Gelbwurzpulver und Garam Masala kurz braten. Die Kartoffeln beigeben, gut mit den Gewürzen vermischen, etwas salzen und zugedeckt etwa 10 Minuten gar braten. Eventuell mit Salz und Pfeffer nachwürzen.

Hirse-Couscous mit Gemüse und Cashews

(ohne Gluten, ohne Milch, ohne Eier)

2 EL Maiskeimöl oder Olivenöl
1 Zwiebel, grob gewürfelt
2 Tomaten, gewürfelt
1 kg Gemüse, z. B. Zucchini, Auberginen, Kürbis, Karotten, grob gewürfelt
200 ml Gemüsebouillon
1 TL Kreuzkümmelpulver
wenig Harissa oder Sambal Oelek (Pfefferschotenpüree)
1 Brief Safranpulver, Salz
300 g Hirse
2 EL Olivenöl
100 g Cashews
1 TL Olivenöl (evtl. Kokos- oder Palmöl)

Das Öl erhitzen, die Zwiebel anbraten, dann das übrige Gemüse hinzugeben und gut durchbraten. Mit der Gemüsebouillon ablöschen, das Kreuzkümmelpulver beifügen und das Gemüse darin knackig weich köcheln. Mit Harissa, Safranpulver und Salz abschmecken.

Die Hirse in der doppelten Menge Wasser knapp weich kochen und zum Schluss salzen. Dann in eine Schüssel geben und mit 2 EL Olivenöl gut verrühren.

Zum Anrichten die Hirse auf eine große Platte geben, in der Mitte eine Mulde bilden und das gekochte Gemüse darin anrichten. Sauce separat dazu servieren.

Die Cashews in Oliven-, Kokos- oder Palmöl braten und zum Schluss über den Hirse-Couscous geben.

Tipp: Aus einem Rest der gedämpften Hirse lässt sich ein feiner Couscous-Salat (Tabouleh) zubereiten, indem man gehackte Zwiebeln, Tomatenwürfel, fein gehackte frische Petersilie und wenn möglich ein paar fein gehackte Pfefferminzblätter hinzufügt und das Ganze mit Zitronensaft und Olivenöl anrührt.

Zucchini-Tomaten-Gratin

(ohne Milch, ohne Gluten, ohne Eier)

3 EL Olivenöl
1 große Zwiebel, in Streifen geschnitten
je 1 rote und 1 grüne Paprika (Peperoni), in feine Streifen geschnitten
1 Aubergine, in dünne Scheiben geschnitten
3 Knoblauchzehen, grob gehackt
500 g kleine Zucchini, in 5 mm dicke Scheiben geschnitten
500 g Tomaten, in Scheiben geschnitten
4 Salbeiblätter, fein gehackt
1 Thymianzweig
2 EL schwarze Oliven, gehackt
Salz, schwarzer Pfeffer aus der Mühle
Olivenöl

Den Backofen auf 180 Grad vorheizen.

In einer großen Bratpfanne das Öl erhitzen, die Zwiebel leicht anrösten, dann Paprikastreifen, Auberginenscheiben und Knoblauch beifügen und zusammen weich schmoren. Salzen und pfeffern. In eine Gratinform geben.

Die Zucchini- und Tomatenscheiben reihenweise ziegelförmig einschichten. Mit Salbei, Thymianblättchen und gehackten Oliven bestreuen. Mit Salz und Pfeffer würzen und mit Olivenöl beträufeln. 30 bis 40 Minuten backen.

Akut Akut bedeutet bei Symptomen, dass sie plötzlich einsetzen, heftig und meist von kurzer Dauer sind. Akute Verläufe von Gesundheitsstörungen müssen meist schulmedizinisch behandelt werden.

Aminosäuren Aminosäuren sind Bausteine und die kleinsten Einheiten der Proteine (Eiweiße). Eiweiße des Menschen sind aus 20 verschiedenen Aminosäuren zusammengesetzt. Die meisten davon kann der Körper selbst produzieren, 8 müssen durch die Nahrung zugeführt werden. Eiweiße werden im Verdauungstrakt in Aminosäuren zerlegt.

Amylase Das kohlenhydratspaltende Enzym Amylase im Speichel verwandelt Stärke in Zucker. Das kann man selbst nachvollziehen, wenn man Brot sehr lange kaut, denn dann wird es süß. Das Verdauungssystem bringt immer zuerst die Amylase (Kohlenhydratspaltung) ins Spiel. Nachher erfolgt die Aufspaltung von Eiweiß und erst zum Schluss von Fett.

Antigene Antigene sind Substanzen, die von einem lebenden Organismus als fremd erkannt werden und aus diesem Grund eine Immunabwehr auslösen und die Bildung von Antikörpern anregen.

Autoimmunerkrankung Bei diesen Erkrankungen (zum Beispiel einige rheumatische Erkrankungen, Diabetes mellitus, gewisse Gewebeerkrankungen, Psoriasis, multiple Sklerose) greift das Immunsystem körpereigene Substanzen an, das heißt, der Körper betrachtet diese körpereigenen Stoffe als fremd und gefährlich.

Bang, Ivar (1869–1918) Wissenschaftler, der sich mit der Chemie und der Biochemie der Lipoide (fettähnliche Substanzen wie etwa Cholesterin, Lecithin) befasste.

Biochemie Diese Grundlagenwissenschaft der Medizin untersucht die chemische Zusammensetzung von Menschen, Tieren und Pflanzen sowie die in den Organen und Zellen stattfindenden Lebensvorgänge (Stoffwandlungen) wie Atmung, Stoffwechsel, Verdauung.

Chronisch Unter chronisch verstehen wir langsam und anhaltend verlaufend. Chronische Erkrankungen stehen also im Gegensatz zu akuten. Während die Schulmedizin bei der Behandlung von akuten Krankheitsverläufen ihre absoluten Stärken ins Spiel bringen kann, ist die Komplementärmedizin bei chronischen Beschwerden vielfach erfolgreicher. Dies hat auch damit zu tun, dass die Komplementärmedizin meist den ganzen Menschen mit seinem Umfeld in die Behandlung einbezieht.

Clark, Hulda Dr. Hulda Clark ist Biophysikerin und Zellbiologin. Ihre jahrelangen Forschungen bilden die Grundlagen vieler ihrer Therapievorschläge unter anderem der Leberreinigung nach Clark, eine spezielle Eintagestherapie, die man selbst durchführen kann.

Diabetes mellitus Eine chronisch verlaufende Stoffwechselkrankheit. Wir unterscheiden zwischen Typ I und Typ II.

Typ I: Die Bauchspeicheldrüse produziert zu wenig oder gar kein Insulin. Das kann bei den Betroffenen bis zum absoluten Insulinmangel führen.

Typ II: Das Insulin ist quasi der Türöffner für die Glukose, damit diese in die Zelle eindringen und Energie liefern kann. Die Zellen haben zu wenig »Türen« oder solche, die verschlossen sind. Der Organismus ist nicht mehr in der Lage, Glukose zu verwertbarem Brennstoff zu verarbeiten. Dadurch muss laufend mehr Insulin produziert werden, wodurch die Leistung der Bauchspeicheldrüse stetig abnimmt.

Eiweiße (Proteine) Der Begriff »Protein« ist abgeleitet vom griechischen Wort »proteno« – ich nehme den ersten Platz ein. Proteine bestehen aus den Bausteinen Aminosäuren und sind hauptsächlich für das Wachstum und die Entwicklung von Gewebe (Zellen) und Muskeln sowie für die Produktion von Hormonen und Enzymen verantwortlich. Als Energiequelle und für Stoffwechselregulationen benötigt der Körper ebenfalls Proteine. Eiweißlieferanten sind zum Beispiel Fleisch, Fisch, Milch, Eier, Meeresfrüchte, Geflügel, Käse, Nüsse, Soja, Tofu, Sprossen (Luzerne, Soja), Hülsenfrüchte.

Endoskop Ein röhrenförmiges Instrument, das mit einer Lichtquelle und einem optischen System ausgerüstet ist. Es wird zur Untersuchung (Spiegelung) von Körperhöhlen und Hohlorganen (zum Beispiel Magen, Darm) eingesetzt.

Enzym Enzyme (auch Fermente genannt) sind kleine Eiweißmoleküle, die alle Abläufe im Körper regeln. Enzyme sind Katalysatoren, das heißt, sie bewirken etwas, ohne sich selbst zu verändern. Professor Dr. Klaus Miehlke und Professor Dr. R. M. Williams sagen in ihrem Buch »Enzyme, Bausteine des Lebens«, dass das Leben auf der Erde durch Enzyme geschaffen wurde. Ihre Anwesenheit führt dazu, dass sich unbelebte Materie in belebte verwandelt, dass ein geregelter biochemischer Stoffwechsel stattfindet und Lebensenergie zur Verfügung steht. Enzyme sind die unentbehrlichen Beschleuniger aller biochemischen Vorgänge und verdienen deshalb die Bezeichnung »Quelle des Lebens«. Damit sich unser Körper lebenslang verändern und erneuern kann, ist die Anwesenheit von etwa 50 000 Enzymen notwendig. Enzyme sind auch maßgeblich am Verdauungsvorgang beteiligt.

Um die drei Grundnahrungsstoffe Kohlenhydrate, Fett und Eiweiß in Stoffe zu verwandeln, die unser Körper umsetzen kann, brauchen wir auch drei Gruppen von Enzymen: eiweißspaltende, fettspaltende und kohlenhydratspaltende.

Ferment Siehe Enzym

Fette (Lipide) Fette (Butter, Öl, Wachs) sind Energiequellen für den Körper. Sie isolieren gegen Kälte, bilden Wasserschutzschichten (zum Beispiel Lanolin, ein Wachs, das aus Schafwolle gewonnen wird) und sind unentbehrliche Bausteine für die Zellen.

Gallenflüssigkeit Gallenflüssigkeit, auch nur Galle genannt, ist eine gelbgrüne, äußerst bittere Flüssigkeit, die schwer verdauliche Fettbestandteile spaltet, also als eine Art »Fettlöser« wirkt. Die Gallenflüssigkeit besteht aus Wasser, Säuren, Cholesterin und einem Abbauprodukt des roten Blutfarbstoffs, dem Bilirubin. Der Gallensaft signalisiert unter anderem der Bauchspeicheldrüse, dass sie ihre Enzyme zur Spaltung beispielsweise von Fett ausschütten muss. Ob die Leber ausreichend Gallenflüssigkeit produziert, zeigt sich an der dunkelbraunen Farbe des Stuhls. Bei hellem Stuhl wird zu wenig Gallenflüssigkeit ausgeschüttet.

Gallengänge Darunter versteht man ein ganzes System von in der Leber entspringenden Kapillaren und Gefäßen, die in die Gallenblase münden. Durch die Gallengänge wird die Gallenflüssigkeit in die Gallenblase transportiert.

Glukagon Dies ist ein Hormon und der Gegenspieler des Insulins. Während Insulin blutzuckersenkend wirkt, ist Glukagon für die Steigerung des Blutzuckers zuständig.

Glückshormone Darunter versteht man körpereigene Opiate, die Endorphine. Bei Glückserlebnissen produzieren wir diese Stoffe und dadurch wird unser Immunsystem positiv beeinflusst. Endorphine sind sozusagen Vitalstoffe für die Seele.

Glutamat Siehe Monosodium Glutamat

Gluten Die Bezeichnung Gluten kommt aus dem Lateinischen und bedeutet Leim. Wir verstehen darunter Kleber oder Klebereiweiß. Dies ist ein Gemisch, das zu 80 Prozent aus Proteinen (Eiweißen), zu 8 Prozent aus Lipiden (ganz oder zumindest größtenteils unlösliche Naturstoffe) und zu 2 Prozent aus Kohlenhydraten besteht. Gluten ist der Oberbegriff für verschiedene Klebereiweiße, die in den Getreidearten Roggen, Weizen, Dinkel, Gerste, Hafer, Grünkern, Urdinkel, Einkorn, Emmer und Kamut enthalten sind. Gluten haben für die Backeigenschaft von Mehl eine zentrale Bedeutung. Bei genetisch vorbelasteten Menschen können Gluten zu Zöliakie führen, einer entzündlichen Erkrankung der Darmschleimhaut mit weitgehenden gesundheitlichen Folgen.

Guarkernmehl Guarkernmehl wird aus den Samen der Guarbohne gewonnen, einer Hülsenfrucht aus Indien. Es gehört zu den pflanzlichen Verdickungsmitteln.

Glykämischer Index (GI) Der glykämische Index (GI) teilt die kohlenhydrathaltigen Lebensmittel hinsichtlich ihrer Fähigkeit ein, den nach dem Essen vorliegenden Blutzuckerspiegel zu beeinflussen (mehr dazu in »Schlank mit dem glykämischen Index« von Margrit Sulzberger, siehe Seite 141).

Er ist in erster Linie abhängig von der Kohlenhydratzusammensetzung der Nahrung. Aus diesem Grund wird seit einiger Zeit der Einsatz von Nahrungsmitteln mit niedrigem glykämischen Wert auch bei Zivilisationskrankheiten wie Diabetes, Adipositas (Fettsucht) und Arteriosklerose empfohlen.

Glykämische Last (GL) Der Wert »glykämische Last« wurde entwickelt, da der glykämische Index zwar die Wirkung der Kohlenhydrate auf den Blutzucker angibt, aber nicht berücksichtigt, wie viele Kohlenhydrate die einzelnen Lebensmittel enthalten.

Hormone Bei Hormonen handelt es sich um chemische Überträgerstoffe. Innerhalb des Hormonsystems, dem langsameren der zwei Steuerungssysteme (neben dem Nervensystem), steuern sie hauptsächlich unsere geschlechtliche Ausrichtung, aber auch Wachstum, Klimakterium (Wechseljahre), Homöostase (Zusammensetzung der Körperflüssigkeiten), Pubertät und beeinflussen unser psychisches Verhalten. Das Hormonsystem ist quasi die Haustechnik, die in einem Gebäude dafür sorgt, dass alles von der Heizung bis zu den Wasserhähnen optimal funktioniert. Hormone werden in verschiedenen Organen wie zum Beispiel Schilddrüse, Pankreas (Bauchspeicheldrüse), Zirbeldrüse (Epiphyse), Hypothalamus, Nebennieren, Geschlechtsdrüsen, aber auch im Verdauungstrakt gebildet. Nicht wie vielfach angenommen, kontrollieren die Hormone die Gefühle, da ist es genau umgekehrt. Gefühle beeinflussen die Hormonsituation. Wenn man erschrickt oder Angst hat, wird das Hormon Adrenalin ausgeschüttet, das den Körper für die Flucht vorbereitet. Dies war vor allem in früheren Zeiten lebenswichtig, als sich der Mensch noch mit wilden Tieren auseinander setzen musste. Heute werden wir nicht mehr von Wildtieren attackiert, allenfalls Vorgesetzte, Mitarbeiter und Lebenspartner können diese Rolle übernehmen.

Tränen aus Rührung oder aus Leid beinhalten Stresshormone, die der Körper loswerden will. Wenn ein Mensch weint, zeigt dies, dass er ein Stressniveau erreicht hat, das gesundheitsschädlich ist. Durch das Weinen reduziert er diesen Pegel. Weinen ist also durchweg eine sinnvolle »Therapie«. Und wie man weiß, gibt es ja zwei Stresssituationen: den Di-Stress und das Gegenteil, den Eu-Stress (Euphorie, vom Glück überwältigt).

Helicobacter pylori sind Bakterien, die über den Mund aufgenommen werden. Sie siedeln sich in der Darmschleimhaut an und können Magenschleimhautentzündungen auslösen. Man geht davon aus, dass sie auch Ursache verschiedener anderer Erkrankungen des Magen-Darm-Trakts sein können. Nachweisbar (messbar) sind sie im Stuhl oder mittels Atemtest.

Histologie Lehre des Feinbaus von Körpergewebe. Im Zusammenhang mit Gastritis untersucht man die Magenschleimhaut.

Informationsmedizin, zum Beispiel Bioresonanz arbeitet mit energetischen Schwingungen, die vom Körper selbst produziert oder von außen zugeführt werden. Man führt dem Körper bestimmte Informationen in Form von energetischen Schwingungen zu, damit Blockaden in Körpersystemen aufgelöst und eine harmonische Regulation wieder hergestellt werden kann. Überdies lassen sich Organfunktionsstörungen, Belastungen (Schwermetalle, Viren, Bakterien) und Unverträglichkeiten testen.

Insulin Insulin ist ein Hormon, das blutzuckersenkend wirkt. Es ist quasi der Portier, der die Tür zur Zelle aufhält, damit der Zucker aus dem Blut eintreten und in Energie umgewandelt werden kann.

Kohlenhydrate Kohlenhydrate gehören wie Eiweiß, Vitamine, Mineralien und Spurenelemente zu den sechs Grundkomponenten der Nahrung. Sie sind Energiequellen. Bei den in der Nahrung vorkommenden Kohlenhydraten handelt es sich entweder um Saccharose (den uns bekannten Kristallzucker), Fruchtzucker, Milchzucker, Traubenzucker (Glukose), Malzzucker oder aber um Stärke, wie sie beispielsweise in Getreide, Kartoffeln, Reis, Teigwaren vorkommt.

Komplementärmedizin Bezeichnung für eine medizinische Richtung, die – ergänzend zur Schulmedizin und nicht an ihrer Stelle – bestimmte diagnostische und therapeutische Verfahren anwendet, die zum Teil auch außerhalb der klassischen Schulmedizin stehen und daher auch als alternative Heilverfahren bezeichnet werden.

Leberzirrhose (Spätfolge verschiedener Lebererkrankungen) Unter der Leberzirrhose versteht man eine chronisch verlaufende Veränderung/Umwandlung des Bindegewebes der Leber. Verursacher dafür können Leberentzündung (Hepatitis), Medikamente, aber vor allem Alkohol (in 60 Prozent der Fälle) sein. Die Funktionen der Leber werden immer mehr eingeschränkt. Im Gegensatz dazu steht die Fettleber, die groß und deren Gewebe weich ist.

Magenbrennen Magen- oder Sodbrennen kann verschiedene Störungen im Speiseröhren-Magen-Abschnitt anzeigen. Meist brennender Schmerz in der Magengegend, der in die Speiseröhre aufsteigt. Wichtigste Auslöser sind: Übersäuerung, es wird zu viel Säure produziert, Entzündungen der Speiseröhre, Zwerchfellbruch oder Magenerkrankungen.

Magendrüsen Verschiedene Zellarten, die wichtige Sekrete (Magensaft/Magensäure, z. B. Salzsäure) und Enzyme für die Verdauung absondern. Die Magendrüsen befinden sich versteckt in den Schleimhautfalten, mit denen der Magen ausgekleidet ist.

Magensäure wird auch als Magensaft bezeichnet. Der Mensch produziert täglich bis zu drei Liter Magensaft, der aus Wasser, Salzen, Enzymen, Schleim und Salzsäure besteht. Der pH-Wert der Magensäure kann variieren. Er liegt je nach Situation zwischen 2 (sehr sauer) und 5. Die Enzyme finden die beste »Arbeitssituation«

bei pH 2. Ein Zuviel an Magensäure zeigt sich als Sodbrennen (Magenbrennen). Bei gleichzeitiger Undichtheit der Muskulatur am Mageneingang oder bei Problemen mit dem Zwerchfell steigt die Säure bis in die Speiseröhre (Reflux).

Magensaft Siehe Magensäure

Malzzucker (Maltose) Ein Disaccharid, das bei der Verdauung von Stärke entsteht. Malzzucker speziell in Keimen von Pflanzen ist der Hauptbestandteil von Malz und Malzextrakt. Er ist nur etwa halb so süß wie Rohrzucker und dient als Zusatz von Back- und Nährmitteln. Malz ist ebenfalls in Bier, Honig und Brot enthalten.

Metabolisches Syndrom Auch das »Teufelsquartett« genannt. Übergewicht, Erhöhung von Blutdruck, Blutfetten und Harnsäure. Dadurch wächst die Gefahr, später einen Herzinfarkt, einen Schlaganfall oder Diabetes zu bekommen. Immer mehr Kinder und Jugendliche sowie viele übergewichtige Erwachsene sind vom Metabolischen Syndrom betroffen.

Mikroimmuntherapie Das Ziel der Mikroimmuntherapie ist es, den Organismus zu einer natürlichen und wirksamen Immunantwort zurückzuführen. Das heißt, die Kommunikation zwischen den an der Immunantwort beteiligten Elementen wird wieder in Gang gebracht. Entwickelt wurde die Mikroimmuntherapie durch den belgischen Arzt Dr. Maurice Jenar vor mehr als 35 Jahren. Institute für Mikroimmuntherapie gibt es auch in der Schweiz, in Österreich und in Deutschland.

Mikronährstoffe Siehe Seite 102 ff.

Molekül Ein Molekül ist eine Einheit aus mindestens zwei verknüpften Atomen. Ein Wassermolekül zum Beispiel besteht aus zwei Wasserstoffatomen und einem Sauerstoffatom (H2O).

Monosodium Glutamat Glutamat wird gemeinhin als »Geschmacksverstärker« bezeichnet. Diese Bezeichnung ist jedoch falsch, da Glutamat kein Verstärker ist, sondern einen ganz eigenen Geschmack hat. Diese Aussage stammt von Professor Bernd Lindemann, Universität Saarland, dem »Geschmacks-Papst« Deutschlands.

Glutamat ist ein weißes Pulver, dem man häufig in Restaurants und Kantinen nicht entrinnen kann. Und vor allem in Fertigmenüs sowie Suppen und Saucen aus der Tüte ist Glutamat enthalten.

Glutamat ist vermutlich der Zusatzstoff, der die weit reichendsten Auswirkungen auf den Menschen, sein Gehirn, ja sogar seine Körperform hat. Dies beschreibt Hans-Ulrich Grimm, bis 1996 Redakteur des »Spiegels« und heute freier Journalist in Stuttgart, in seinem Buch »Die Ernährungslüge«.

In unserem Körper befindet sich Glutamat in größerer Menge meist fest eingebunden in Gewebe oder Knochen. Bereits eine kleine Menge im Grammbereich wirkt aber an entsprechenden Stellen. Auch in ursprünglichen Lebensmitteln ist Glutamat enthalten.

Glutamat ist ein sogenannter Botenstoff, der die Übertragung von Signalen ermöglicht. Probleme können aber durch Überdosierung entstehen, das heißt, wenn Glutamat vermehrt durch Zusatzstoffe zugeführt wird.

Glutamat wurde ursprünglich aus einer Alge gewonnen. Heute wird der Prozess über Bakterien abgewickelt, da die Produktion von Glutamat im Laufe der Jahre sprunghaft angestiegen ist. Während 1976 weltweit 262 000 Tonnen hergestellt wurden, waren es im Jahr 2003 bereits 1,5 Millionen Tonnen.

Bei vielen Menschen ist das sogenannte China-Restaurant-Syndrom bekannt. Der in Amerika lebende koreanische Arzt Dr. Robert Ho Man Kwok berichtete von Symptomen, die regelmäßig nach einem Besuch in einem China-Restaurant auftraten. Taubheitsgefühl im Nacken, davon waren auch die Arme betroffen, Schwächegefühl und plötzliches Zittern. Diese Zustände stellten sich etwa 20 Minuten nach dem Essen ein und verschwanden nach ungefähr 24 Stunden wieder. Zwischenzeitlich verspürte man einen heftigen Durst. Kwok führte diesen Zustand auf das in der asiatischen Küche standardmäßig eingesetzte Glutamat zurück.

Zahlreiche Wissenschafter wie zum Beispiel Konrad Beyreuther finden Glutamat besorgniserregend und klassieren es im Bereich »Nervengift«. Selbstverständlich sieht das die Industrie völlig anders. Glutamat ist schließlich ein Riesengeschäft, und etliche Studien, die die Unbedenklichkeit dieses Zusatzstoffs hervorheben, wurden von eben dieser Industrie gesponsert.

Achtung: Glutamat darf nicht mit der Aminosäure Glutamin verwechselt werden. Diese hat eine Menge von überaus positiven Funktionen in unserem Stoffwechsel.

Natrium Natrium kommt überwiegend in Form von Kochsalz (Natriumchlorid) in der Nahrung vor. Dieser Mineralstoff übt lebenswichtige Funktionen bei der Regulierung des Wasserhaushalts im Körper sowie der Nerven- und Muskelaktivität aus.

Nährstoffgruppen Die Grundkomponenten unserer Nahrung setzen sich aus den Nährstoffgruppen Kohlenhydrate, Fette, Mineralien, Spurenelemente, Eiweiß, Vitamine und Wasser zusammen.

Während Kohlenhydrate und Fette in erster Linie Energiequellen sind, sorgen Eiweiße (Proteine), Vitamine, Mineralstoffe und Spurenelemente hauptsächlich für das Wachstum und die Entwicklung von Gewebe. Am Stoffwechsel und an dessen Regulierung sind Proteine und Vitamine unter Einbeziehung von Wasser ebenfalls beteiligt. So kommt auch dem Wasser eine entscheidende Bedeutung zu.

Öl ziehen Eine seit Langem bekannte Methode zur Anregung der Absonderung von Giftstoffen und Krankheitserregern über die Mundschleimhaut.

Morgens nach dem Aufstehen bewegt man einen Esslöffel kalt gepresstes Öl von guter Qualität 10 Minuten im Mund hin und her und zieht es durch die Zähne. Sobald das Öl dünnflüssig und milchig weiß geworden ist, spuckt man es aus, spült den Mund gründlich aus und putzt die Zähne. Diese Prozedur wiederholt man von Zeit zu Zeit etwa 15 Tage lang.

Orthomolekulare Medizin In diesem Wissenschaftszweig werden orthomolekulare Substanzen (Vitamine, Spurenelemente, Mineralstoffe, Aminosäuren, sekundäre Pflanzenstoffe) eingesetzt. Linus Pauling schrieb 1968: »Ich habe den Ausdruck orthomolekulare Medizin geprägt und bezeichne damit die Erhaltung eines guten Gesundheitszustandes und die Behandlung von Krankheiten durch die variable Konzentration von Substanzen im menschlichen Körper, die normalerweise im Körper vorhanden und für die Erhaltung der Gesundheit notwendig sind.«

Pauling, Linus (1901–1994) Zweifacher Nobelpreisträger (1954 Chemie, 1962 Friedensnobelpreis). Pauling erforschte unter anderem die Natur von chemischen Bindungen und biologischen Molekülen. Er gehört zu den Begründern der sogenannten Orthomolekularen Medizin und hat schon sehr früh Vitamin C als Antikrebsmittel propagiert; er war der Meinung, dass Herz-Kreislauf-Erkrankungen bei Einnahme von einer höheren Dosis Vitamin C markant vermindert werden könnten.

pH-Wert Darunter versteht man die Wasserstoffionenkonzentration (potentia hydrogeni). Der pH-Wert von reinem Wasser ist demzufolge 7,0. Ein tieferer Wert (in 0,5er Schritten) bedeutet sauer (Säure), ein höherer basisch oder alkalisch (Lauge).

Physiologie Die Lehre von den Lebensvorgängen bezeichnen wir mit dem griechischen Begriff Physiologie. Darunter versteht man all das, was der Körper in seiner sogenannt gesunden Funktion tut. Messbare Abläufe sind darunter zu verstehen, genauso wie zum Beispiel die Bewegung der Augen, also mechanische Funktionen (Tätigkeiten).

Prebiotikum Unter Prebiotikum versteht man nicht verdaubare Lebensmittelbestandteile, die den Körper günstig beeinflussen, indem sie das Wachstum und die Aktivität einer oder mehrerer nützlichen Bakterienarten im Dickdarm gezielt anregen.

Probiotikum Präparat aus lebensfähigen Mikroorganismen. Sie sollen beim Aufbau der Darmflora unterstützend wirken.

PRObiotikum = für das Leben. Dies sind zum Beispiel verschiedene Milchsäurebakterien, Enterokokken und andere nützliche Darmbewohner.

ANTIbiotikum = gegen das Leben.

Propolis Auch Kittharz genannt, wird von Bienen produziert. Von Knospen und Rinden etwa der Pappeln, Birken, Tannen, Kiefern, Weiden, Fichten, Kastanien wird das Harz gesammelt und mit dem Drüsensekret und Pollen zu Propolis »verarbeitet«. Man hat sich früher gefragt, warum ein Bienenstock mit seiner idealen Temperatur nicht durch Krankheitserreger vernichtet wird, zumal doch 60 000 bis 90 000 Bienen auf engstem Raum zusammenleben. Die Bienen verkleben Zugluftöffnungen und dichten Spalten und Fugen mit Propolis ab und desinfizieren damit die Brutzellen. Das Harz hemmt die Bakterienausbreitung und tötet Bakterien und Pilze ab. In der Zwischenzeit wurde auch wissenschaftlich belegt, das Propolis die natürliche Abwehrkraft des Körpers mobilisiert und stärkt. Propolis ist ein Naturprodukt, das seine antibiotische Wirkung entfaltet, ohne beispielsweise die gesunde Mund-, Magen- und Darmflora anzugreifen.

Propolis wird flüssig (als Tropfen), als Salbe oder als Gel angeboten. Bei Entzündungen und Infekten erzielt man mit Propolis innerlich und äußerlich angewendet beachtliche Erfolge.

Vor meinen Reisen in den Fernen Osten (Vietnam) habe ich immer Propolis in Kombination mit Grapefruitsamenextrakt eingenommen und die Tropfen auch während des Aufenthalts weiter eingenommen. Sie haben sicher dazu beigetragen, dass mein Verdauungssystem mich nie im Stich gelassen hat.

Sodbrennen Siehe Magenbrennen

Spagyrik Die Bezeichnung Spagyrik stammt aus dem Griechischen und bedeutet: spao = trennen, ageiro = zusammenfügen. Es handelt sich um ein sehr altes, ganzheitliches Naturheilverfahren, bei dem alle Seinsebenen des Menschen angesprochen werden. Die Heilung soll nach dem Prinzip »cito universe completeque – schnell, ganzheitlich und umfassend« erfolgen. In der Spagyrik kennt man über 80 Pflanzen, die durch verschiedenste Bearbeitungsprozesse in Essenzen umgewandelt und als individuelle Mischungen bei körperlichen und seelischen Gesundheitsstörungen eingesetzt werden.

Speicheldrüse Wir unterscheiden drei verschiedene Speicheldrüsen:

- Die Ohrspeicheldrüse, liegt vor dem Ohr, und ihr Ausführungsgang mündet in der Höhe des zweiten oberen Mahlzahns in den Vorhof des Mundes. Sie produziert serösen Speichel. Dieser dünnflüssige Speichel enthält das Enzym Ptyalin (Amylase), das Kohlenhydrate spaltet.
- Die Unterkieferspeicheldrüse liegt unterhalb des Unterkiefers und der Ausführungsgang mündet unter der Zunge in den Mundraum. Sie produziert serösen und mukösen Speichel. Muköser Speichel enthält vor allem Schleim und macht die Nahrung gleitfähig.
- Die Unterzungenspeicheldrüse liegt unter der Schleimhaut des Mundbodens und mündet seitlich in den Mundraum. Sie produziert mukösen Speichel.

In früheren Zeiten wurde der Speichel auch als Ritual eingesetzt. Man spuckte auf den Boden oder in einen Napf. An das Schild in der Schaffhauser Straßenbahn (fuhr bis 1967) erinnere ich mich noch: »Es ist verboten, auf den Boden zu spucken.« Heute ist das Spucken fast wieder salonfähig. Auf der Straße, aber vor allem auf den Sportplätzen rund um den Globus wird von männlichen, aber im Sinne von Nachahmung neuerdings auch von weiblichen Sportlern wild um sich gespuckt. Gerade weil diese als Vorbilder gelten, ist es nach wie vor, für mich jedenfalls, äußerst abstoßend. Leistungsmäßige Vorteile kann es dadurch keine geben, oder haben Sie schon jemals einen Kunstturner oder einen Handballer auf den Hallenboden spucken sehen?

Stärke Unter Stärke versteht man Kohlenhydrate (Polysaccharide oder Vielfachzucker), die zum Beispiel in Getreide und Kartoffeln vorkommen. Die Stärke dient den Pflanzen wie auch uns Menschen als Energiespender. Stärke wird im Körper langsam zu Glukose umgebaut, das heißt, der Blutzuckerspiegel steigt langsam an und nimmt auch langsam wieder ab. Dadurch erfolgen keine Hungerattacken. Je nach Art der Stärke wird sie im Darm langsamer oder schneller abgebaut. Gemessen wird diese Abbauzeit im sogenannten glykämischen Index und der glykämischen Last. Besonders vorteilhaft für den Stoffwechsel sind normalerweise Kohlenhydrate mit einem niedrigen glykämischen Index wie etwa Hülsenfrüchte, Teigwaren, Vollkornprodukte.

Stoffwechsel Unter Stoffwechsel versteht man die Gesamtheit aller chemischen Abläufe in einem Lebewesen. Die durch die Nahrung aufgenommenen lebenswichtigen Substanzen müssen laufend auf- und abgebaut werden, damit Energie und Baustoffe für den Körper bereitstehen. Stärke, die zum Beispiel in der Kartoffel vorkommt, ist ein wichtiger Energielieferant. Gewisse Enzyme zerlegen die Stärke in spezielle Moleküle, die dann in der Zelle abgebaut werden können. Durch diesen Vorgang wird Energie frei, das Lebewesen ist leistungsfähig.

Swissmedic Das schweizerische Heilmittelinstitut (Vorgänger war die Interkantonale Kontrollstelle für Heilmittel IKS) soll gewährleisten, dass nur qualitativ hochstehende, sichere und wirksame Diagnose- und Heilmittel in den Verkehr gebracht werden.

Tumor Unter diesem Begriff versteht man eine Geschwulst. Es gibt gut- und bösartige Tumoren. Krebs im medizinischen Sprachgebrauch ist die allgemeine Bezeichnung für einen bösartigen Tumor. Jeder Tumor basiert auf einer Störung der Wachstumskontrolle, das heißt, Gewebezellen »wuchern« unkontrolliert. Tumoren können verschiedene Organe oder Körperteile befallen wie Brust, Magen, Darm, Haut, Gebärmutter, Bauchspeicheldrüse, Prostata (Drüse beim Mann), Hirn.

Vitalstoffe Siehe Seite 102 ff.

Zähne Jeder Zahn ist mit einem harten Zahnschmelz umkleidet. Darunter liegt das Zahnbein und ganz innen die Pulpahöhle mit Nerven und Blutgefäßen. Der Zahn ist durch eine oder mehrere Zahnwurzeln im Kiefer verankert.

Während einige Tiere kegelförmige Zähne besitzen (Krokodil), um die Beute auseinanderzureißen, haben andere sogenannte Mahlzähne (Elefant). Bei den Tieren mit Kegelzähnen beginnt die Energiegewinnung erst in den Gedärmen, da sie die herausgerissenen Fleischstücke ganz verschlucken. Der Energieverbrauch für diese Art der Nahrungszufuhr ist sehr hoch. Mahlzähne hingegen bereiten die Nahrung für die Verdauung optimal vor, der Vorgang braucht aber längere Zeit. Der Mensch kann aus seiner Nahrung so das größtmögliche Potenzial mit sehr geringem Energieaufwand herausholen.

Wichtig ist, dass Zähne und Zahnfleisch gesund sind. Bei immer mehr Kleinkindern ist Karies an den Milchzähnen festzustellen. Nicht selten ist das ganze Gebiss betroffen. Es gibt seit einiger Zeit Zahnärzte, die sich auf das Überkronen von Milchzähnen spezialisiert haben. Ein Grund dafür sind die angebotenen Kindergetränke. In Flaschen mit einer Saugvorrichtung nuckeln die Kinder tagelang an diesen Saugern. Apfelsaft wird als gesundes und schmackhaftes Kindergetränk angeboten, er enthält jedoch (auch) Zucker und Säure, die den Zahnschmelz angreifen, vor allem, wenn sie stundenlang mit den Zähnen in Berührung sind.

In diesem Zusammenhang gibt es Studien von Dr. Max-Henri Béguin aus La Chaux-de-Fonds, die sich mit Zucker und Karies befassen. Diese Studien wurden mit Kindern von 2 bis 19 Jahren durchgeführt. Bei Einnahme von weißem Zucker entsteht 60-mal mehr Karies als bei Vollrohrzucker. Rohrohrzucker macht 30-mal so viel Karies wie Vollrohrzucker. Gar kein Zucker gibt mehr Karies als Vollrohrzucker. Dr. Béguin erklärt, dass Mineralstoffe von Vollrohrzucker eine positive Wirkung auf den Zahnschmelz haben.

Zucker Unter Zucker verstehen wir meist den raffinierten Haushaltzucker. Unter diesem Begriff gibt es aber zahlreiche Vertreter, die eine lebenswichtige und sogar heilende Aufgabe übernehmen. Zucker und Zucker ist somit nicht das Gleiche. Haben Sie gewusst, dass Chitin (Baumaterial des Außenskeletts von Krebsen und anderen wirbellosen Insekten) ein Zucker ist? Auch Zellulose, aus der die pflanzlichen Zellwände gebaut sind und die wir auch als Pads in der Kosmetik kennen, gehören zur Familie der Zucker.

Nicht vergessen: Alle Kohlenhydrate, also auch diejenigen aus Kartoffeln, Brot und Früchten, werden im Darm zu Zucker umgebaut und sind diesem gleichzusetzen.

Zuckerkrankheit Siehe Diabetes mellitus

Zunge Die Zunge ist ein Organ mit quergestreifter Muskulatur. Fadenpapillen sind über den Zungenrücken verteilt und dienen überwiegend dem Tastempfinden. Pilzpapillen befinden sich am Zungenrand und dienen der Geschmacksempfindung. Wallpapillen liegen im hinteren Teil der Zungen und dienen der Geschmacksempfindung. Blätterpapillen befinden sich am hinteren Seitenrand der Zunge, auch sie enthalten Geschmacksknospen.

Die Zunge hat folgende Funktionen
- Nahrungszerkleinerung durch Zerdrücken der Nahrung
- Transport der Nahrung
- Verschluss der Mundhöhle beim Schlucken
- Hilfe beim Sprechen
- Schutzfunktion durch Temperatur- und Schmerzwahrnehmung
- Sinneswahrnehmung (Geschmack)
- Reinigung der Mundhöhle

Der Ort für die Geschmacksempfindung
- bitter liegt im hinteren oberen Teil der Zunge
- salzig liegt am hinteren seitlichen Zungenrand
- sauer liegt am seitlichen Zungenrand
- süß liegt an der Zungenspitze

Zwerchfell Das Zwerchfell ist ein Muskel und liegt zwischen Brust- und Bauchraum, also oberhalb Magen und unterhalb der Lungenflügel. Das Zwerchfell ist ein wesentliches Organ für die Atmung. Die Speiseröhre verläuft durch das Zwerchfell und wird dann zum sackartigen Magen.

Zu Allergie Typ 3

Aljada, A., P. Mohanty et al.: Increase in intranuclear nuclear factor B and decrease in inhibitor B in mononuclear cells after a mixed meal. Evidence for a proinflammatory effect, in: American Journal of Clinical Nutrition, 2004, 79 (4) 682–690

Arroyave, Hernandez, C. M., M. Echevarria Pinto et al.: Food allergy mediated by IgG antibodies associated with migraine in adults, in: Rev. Alerg. Mex., 2007, 54 (5) 162–168

Geppetti, P., J. G. Capone et al.: CGRP and migraine. Neurogenic inflammation revisited, in: Journal for Headache Pain, 2005, 6 (2) 61–70

Hotamisligil G. S., N. S. Shargill, B. M. Spiegelman: Adipose expression of tumor necrosis factor – Direct role in obesity-linked insulin resistance, in: Science, 1993 (259) 87–91

Hotamisligil G. S., P. Arner et al.: Increase adipose tissue expression of tumor necrosis factor-alpha in human obesity and insulin resistance, in: Journal Clinical Invest., 1995 (95) 2409–2415

Hvatum, M., H. Scott, P. Brandtzaeg: Serum IgG subclass antibodies to a variety of food antigens in patients with coeliac disease, in: Gut 1992 (33) 632–638

Kadriye Alpay Mustafa Erta7, Elif Kocasoy Orhan et al.: Diet restriction in migraine, based on IgG antibodies against food antigens. A clinical double-blind, randomized, crossover trial, Publikation 2009

Longoni, M., C. Ferrarese: Inflammation and excitotoxicity. Role in migraine pathogenesis, in: Neurol. Science, 2006 (27, Suppl. 2) 107–110

Maes, M., et al.: The immune effects of TRYCATs (tryptophan catabolites along the IDO pathway). Relevance for depression – and other conditions characterized by tryptophan depletion induced by inflammation, in: Neuro Endocrinol Lett., 2007, 28 (6) 826–831

Miller, Sheryl B.: IgG Food Allergy Testing by ELISA/EIA – What do they really tell us?, in: Townsend Letter for Doctors and Patients, www.Betterhealthusa.com, 24. Okt. 2007

Reichelt, K. L., A. M. Knivsberg: Can the pathophysiology of autism be explained by the nature of the discovered urine peptides?, in: Nutr. Neuroscience, 2003, 6 (1) 19–28

Reichelt, K. L.: Peptides in schizophrenia, in: Biol. Psychiatry, 1991, 29 (5)

Rueff, Dominique et al.: l'Immunonutrition: Se nourrir selon son immunité, François-Xavier de Guibert, 25. Mai 2007

Stapel, Steven O., et al.: Testing for IgG4 against foods is not recommended as a diagnostic tool. EAACI Task Force Report, in: Allergy, 2008, 63 (7) 793–796

van Montfort, J. C., C. Lieners: Het chronisch vermoeidheidssyndroom. Een update, in: De orthomoleculaie Koerier, 2004 (104) 29–39

Wellen, Kathryn E., G. S. Hotamisligil: Inflammation, stress, and diabetes, in: Journal Clin. Invest., 2005, 115 (5) 1111–1119

Wilders-Truschnig, Martie, H. Mangge, C. Lieners et al.: IgG antibodies against food antigens are correlated with inflammation and intima media thickness in obese juveniles, in: Experimental and Clinical Endocrinology & Diabetes, 2008, 116 (4) 241–245

Zu Mikronährstoffen (Vitalstoffen)

Berg, A., D. König: Oxidativer Stress und Sport, in: Deutsche Zeitschrift für Sportmedizin, 2000, 51 (5) 177–178

Bloch, W., A. Schmidt: Sport und freie Radikale, in: Blickpunkt Der Mann, 2004, 2 (3) 13–18

Gruber, K.: Mikronährstoffe: Diagnostik hat oberste Priorität, in: Journal für Ernährungsmedizin 2006, 8 (1) 25–26

Kinscherf, R., J. Metz: Die Bedeutung des oxidativen Stresses für Gefäßwandveränderungen, in: Deutsche Zeitschrift für Sportmedizin, 2000, 51 (1) 6–10

Marktl, W.: Diagnostik des Mikronährstoffstatus, in: Journal für Ernährungsmedizin 2006, 8 (12) 18–23

Niess, A. M., et al.: Freie Radikale und oxidativer Stress bei körperlicher Belastung und Trainingsanpassung. Eine aktuelle Übersicht, in: Deutsche Zeitschrift für Sportmedizin, 2002, 53 (12) 345–53

Stanger, O.: Homocystein, Folsäure und B-Vitamine als Sekundärprophylaxe. Ein Kommentar zu den aktuellen Therapiestudien der DACH-Liga, Homocystein 2006

Erfahrungen aus etwa 30 000 Analyseprofilen aus dem IABC-Institut für angewandte Biochemie AG, Tägerwilen, www.iabc.ch

Bücher

Bankhofer, Hademar und Uwe Gröber: Praxisbuch Vitalstoffe. Mit den richtigen Nährstoffen Krankheiten und Alltagsbeschwerden von A bis Z vorbeugen und behandeln, Südwest Verlag 2006

Budwig, Johanna: Öl-Eiweiß-Kost, Sensei Verlag 2004

Budwig, Johanna: Krebs. Das Problem und die Lösung, Sensei Verlag 2004

Grimm, Hans-Ulrich: Echt künstlich. Das Dr. Watson-Handbuch der Lebensmittel-Zusatzstoffe, Dr. Watson Books 2006

Grimm, Hans-Ulrich: Die Kalorienlüge. Über die unheimlichen Dickmacher aus dem Supermarkt, Dr. Watson Books 2008

Grimm, Hans-Ulrich: Die Suppe lügt. Die schöne neue Welt des Essens, Klett-Cotta Verlag 2008

Grimm, Hans-Ulrich: Die Ernährungslüge. Wie uns die Lebensmittelindustrie um den Verstand bringt, Knaur Verlag 2005

Grimm, Hans-Ulrich: Leinöl macht glücklich. Das blaue Ernährungswunder, Dr. Watson Books 2008

Gröber, Uwe: Orthomolekulare Medizin. Ein Leitfaden für Apotheker und Ärzte, Wissenschaftliche Verlagsgesellschaft Stuttgart 2008

Schatalova, Galina: Wir fressen uns zu Tode. Das revolutionäre Konzept einer russischen Ärztin für ein langes Leben bei optimaler Gesundheit, Goldmann Verlag 2008

Sulzberger, Margrit: Fit und vital statt müde und schlapp. Die 10 Regeln zur Behandlung von Erschöpfung und Müdigkeit, AT Verlag 2006

Sulzberger, Margrit und Jacqueline Fessel: Das Osteoporose-Kochbuch. Ein Ratgeber zur Vorbeugung und Behandlung, AT Verlag 2002

Sulzberger, Margrit und Sonja Hutter: Kochen für hyperaktive Kinder. Symptome, Behandlung und 1000 Rezepte für die ganze Familie, AT Verlag 2002

Sulzberger, Margrit: Schlank mit dem glykämischen Index. Der beste Weg, um Gewicht zu verlieren, chronische Müdigkeit zu überwinden, fit und leistungsfähig zu werden, Heißhunger auf Süßes loszuwerden, den Cholesterinspiegel zu senken, Herz-Kreislauf-Problemen vorzubeugen, AT Verlag 2004

Sulzberger, Margrit: Säure-Basen-Kochbuch. Grundlagen, Behandlung, Ernährungsempfehlungen und 70 Rezepte, AT Verlag 2001

Lebensmittelunverträglichkeitsanalysen, ImuPro300-Test, Biochemische Analysen (Blut, Stuhl, Speichel, Urin), Mikronährstoffe, Naturheilkunde
Hans-Jörg Schwyn
Promenadenstrasse 11a
CH-8500 Frauenfeld
Tel. 0041-52-7210233
Fax 0041-52-7203365
info@hj-schwyn.ch
www.hj-schwyn.ch

Medizindiagnostik
Invitalab Medizindiagnostik GmbH
Dr. Camille Lieners
Hammfelddamm 6
D-41460 Neuss
Tel. 0035-2621-173498
clieners@pt.lu
www.invitalab.de

Bioresonanzanalysen
Margrit Sulzberger
Hallwylstrasse 26
CH-8004 Zürich
Tel. 0041-44-2412973
msulzberger@bluewin.ch

IABC Institut für angewandte
Biochemie AG
Esslenstrasse 3
CH-8280 Kreuzlingen
Tel. 0041-71-6668380
www.iabc.ch

Kokosfett / Öl (Virgin Coconut Oil)
Nardias Förderprojekt Philippinen
Sittertal 115
CH-9050 Appenzell
Fax 0041-71-8880283
info@nardias.ch
www.nardias.ch

Leinöl, VCO Kokosfett / Öl
NatureSecrets AG
Leestrasse 4
CH-8573 Altishausen
Tel. 0041-71-2220000
Fax 0041-71-6970194
info@naturesecrets.ch
www.naturesecrets.ch

Glutenfreie Backwaren und Mehle (auch Versand)
Bäckerei Konditorei Gerig
Dorf
CH-9104 Waldstatt
Tel. 0041-71-3512126
www.baeckerei-gerig.ch

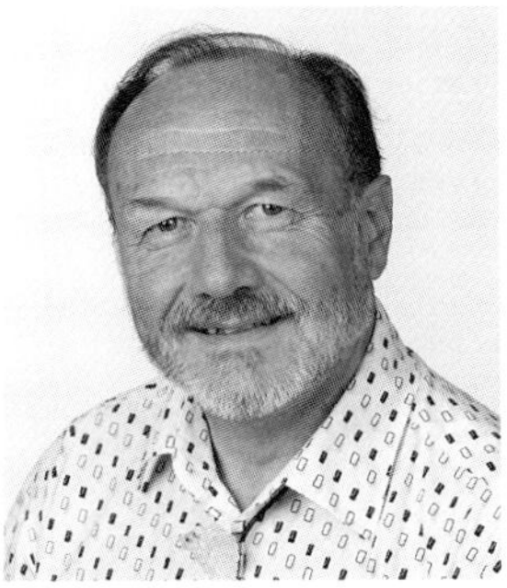

Hans-Jörg Schwyn

geboren 1948, Drogist und kantonal geprüfter Naturheilpraktiker. Nach über 20-jähriger Tätigkeit in der Pharmaindustrie ließ er sich zum Naturheilpraktiker ausbilden und unterzog sich weiteren Ausbildungen in Energie-, Bioresonanz- und Informationsmedizin. Hans-Jörg Schwyn war bis vor kurzem der Vizepräsident der Schweizerischen Gesellschaft für Bioresonanztherapie und dort auch mitverantwortlich für die Aus- und Weiterbildungskonzepte von Therapeuten. Seit fünf Jahren ist er zusätzlich im Bereich biochemische Analysen (Blut, Stuhl, Speichel, Urin) tätig. Als Referent und Naturheilpraktiker widmet er sich in erster Linie der Allergie Typ 3 (Lebensmittelunverträglichkeit), dem Stoffwechsel und der Ernährungsphysiologie.

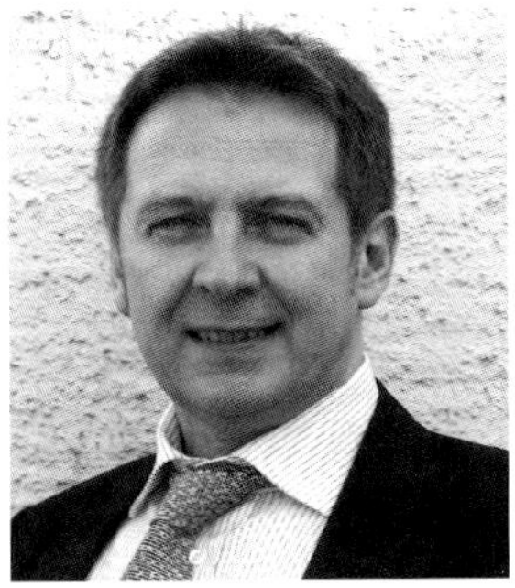

Camille Lieners

geboren 1958 in Luxemburg, Diplom-Ingenieur und Dr. sc. nat. (technische Wissenschaften). Camille Lieners studierte Chemie, Biochemie, Lebensmittelchemie und Mikrobiologie an der Technischen Universität Wien. Seit 20 Jahren ist er Besitzer und Leiter von medizinischen Laboratorien für klinische Chemie, Hormonologie, Immunologie, Mikrobiologie und Hämatologie, später kamen die Bereiche Autoimmundiagnostik und Molekularbiologie hinzu. Seit 2001 ist er an der Entwicklung von Testsystemen zur Erkennung von Nahrungsmittelunverträglichkeiten (Allergie Typ 3) beteiligt. 2007 gründete er das Labor für Medizindiagnostik Invitalab in Neuss (D).

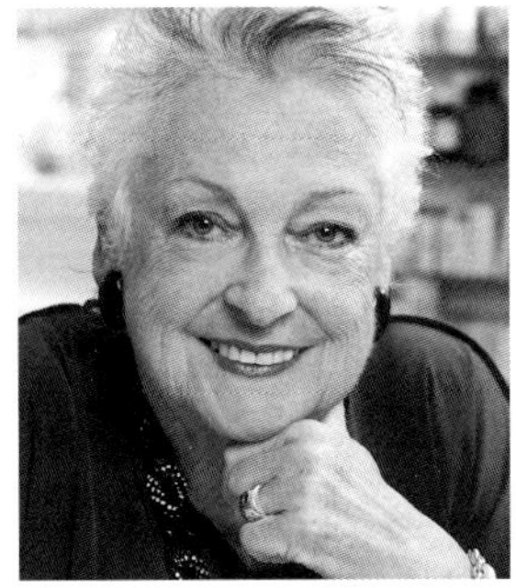

Margrit Sulzberger

Ernährungsspezialistin und Vitalstofftherapeutin. Langjährige Präsidentin des Verbandes der Schweizer Vitalstofftherapeuten mit eigener Praxis, Dozentin im NVS und an anderen Schulen. Mitglied FEOS (Fachverband Ernährung und Orthomolekulare Medizin Schweiz). Zahlreiche sehr erfolgreiche Bücher zu Ernährung sowie zu verschiedenen Krankheiten und deren Behandlung über Vitalstoffe und Ernährung. Rege Vortrags- und Kurstätigkeit.

Bücher aus dem AT Verlag

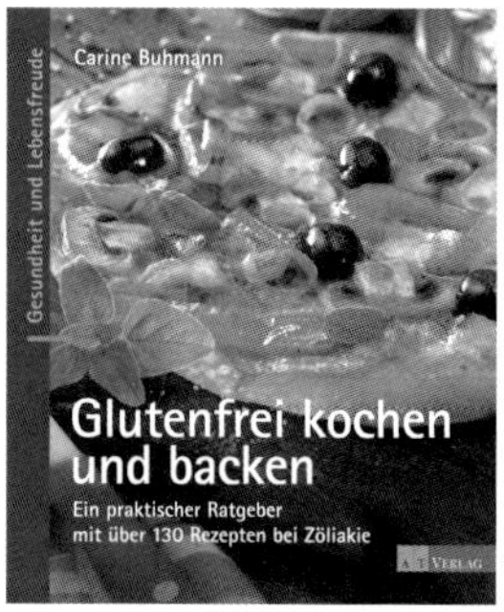

Carine Buhmann

Glutenfrei kochen und backen

Ein praktischer Ratgeber mit über 130 Rezepten bei Zöliakie

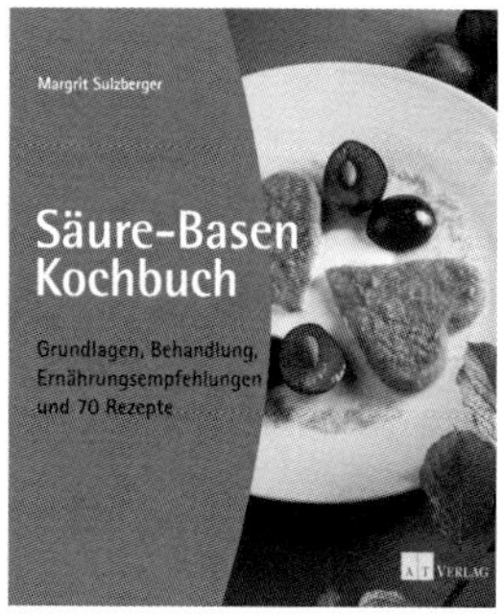

Margrit Sulzberger

Säure-Basen-Kochbuch

Grundlagen, Behandlung, Ernährungsempfehlungen und 70 Rezepte

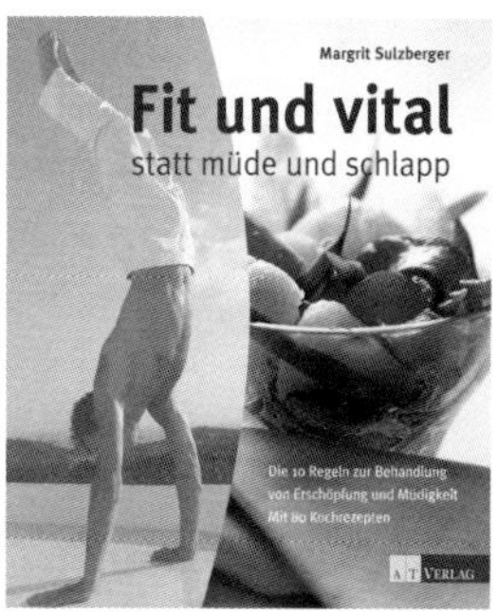

Margrit Sulzberger

Fit und vital statt müde und schlapp

Die 10 Regeln zur Behandlung von Erschöpfung und Müdigkeit – Mit 80 Kochrezepten

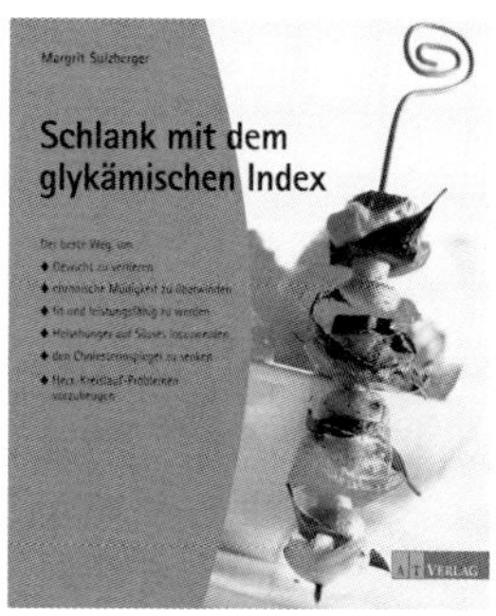

Margrit Sulzberger

Schlank mit dem glykämischen Index

Ursula Wetter
Gesund abnehmen nach dem Stoffwechseltyp
Metabolic Typing – ein praktischer Ratgeber mit 60 Rezepten

Ursula Wetter
5-Elemente-Küche
Westlich kochen nach der chinesischen Ernährungslehre

Monika Buchmann
Fünf-Elemente-Küche für vier Menschentypen

Birgit Frohn
Olivenbaum-Therapie
Ein uraltes Heilmittel neu entdeckt
Mit praktischen Anwendungen für Schönheit, Vitalität und Gesundheit

Lydia Reutter
Heilfasten nach Hildegard von Bingen
Leib und Seele reinigen

Monika Mayer
Natürlich gesund mit Heilerde

Christopher Vasey
Trink Wasser und bleib gesund
Wasserhaushalt im Körper – Wassermangel und seine Folgen – Wasser als Medizin

AT Verlag
Stadtturmstraße 19
CH-5401 Baden
Telefon 0041-58-200 44 00
Fax 0041-58-200 44 01
E-Mail: info@at-verlag.ch
Internet: www.at-verlag.ch